DIETA CETOGÉNICA PARA PRINCIPIANTES

TU PLAN DE 28 DÍAS PARA VIVIR EL ESTILO DE VIDA CETOGÉNICO

SOFÍA OCHOA

CONTENIDO

INTRODUCCIÓN

Tienes frente a ti la guía completa que necesitas para dar un cambio radical a tu vida, sobre todo en una sociedad como la actual en la que el sobrepeso es considerado una de las pandemias del futuro.

Son cientos de miles de personas que cada día buscan nuevos métodos para solucionar el problema que los agobia en este sentido, sin embargo, no deja de ser verdad lo difícil que resulta encontrar información que sea veraz, y métodos que no solo sean caprichos comerciales de algunos donde no hay algo realmente científico, sino que en realidad resulta más un show mediático que otra cosa.

Sobre la base de lo que acabo de plantear, surge "Dieta Cetogénico para principiante", la guía perfecta para quien tiene la necesidad de retomar un estilo de vida saludable, pero a través de un método sencillo, practico y desde luego aplicable de manera fácil.

¿Qué es la dieta Cetogénico y para qué sirve?

Para verlo de una forma muy puntual quiero adelantar algo, la dieta cetogénica es uno de los estilos de alimentación con los resultados más positivos en cuanto a pérdida de peso se refiere, y en este sentido quiero dejar las cosas bien claras. No se trata de una de las tantas propuestas de fórmulas mágicas que dicen "adelgace y coma de todo", la dieta cetogénica requiere de una estricta organización y disciplina para lograr los objetivos.

Dicho todo lo anterior es preciso decirte que la dieta cetogénica es un método eficaz para la pérdida de peso, y las bases de lo que te digo está completamente sostenido en la ciencia.

¿Qué puedes esperar entonces de "dieta cetogénica para principiante"?

Una vez que inicies el recorrido por toda la información que he desarrollado en este libro, encontrarás que no es necesario que haya un conocimiento previo respecto a la dieta cetogénica, todo lo que necesitas saber y de la forma más práctica lo encuentras en este tomo. Formas fáciles, prácticas, y muy sencillas de cómo llevar a cabo todo un régimen de alimentación Cetogénico es lo que encontraras en las líneas de este libro, lo cierto es que desde la A hasta la Z lo encontrarás para comenzar a practicarlo desde ya mismo, efectivamente, desde el primer capítulo estarás completamente listo para comenzar a llevar a cabo la dieta keto en tu vida.

Para evitar cualquier tipo de complicaciones que puedan surgir (como de hecho es normal que surjan), estoy poniendo en tus manos ahora mismo un régimen tan detallado de solo 28 días en los que verás la efectividad de este modelo alimenticio, pero sobre todo es importante que las bases de los regímenes que encontrarás en este libro son absolutamente comprobadas por la alta experiencia que existe ya desde su propuesta inicial.

El régimen de dieta keto está basado en una búsqueda de efectividad rápida, y esto en base a que la desmotivación y deserción de las dietas y régimen de ejercicios de aquellos que quieren perder peso, los niveles porcentuales más altos se encuentran básicamente en la desmotivación por falta de resultados.

Ahí se ha puesto todo el empeño en demostrar la capacidad de efectividad que vas a encontrar en dieta cetogénica, solo en 28 días vas a lograr varios objetivos,

-        Habrá resultados palpable en el sentido de la pérdida de peso

-        Te convertirás en un experto en dieta cetogénica en muy pocos días

-        Descubrirás el fantástico funcionamiento de

cetosis y como sacar el mejor beneficio de este proceso biológico tan maravilloso de nuestro organismo

Uno de los mayores dolores de cabeza de muchas personas cuando empiezan un nuevo régimen alimenticio es la preocupación de qué se debe y qué no se debe comer, y esto complica un poco las cosas, porque es necesario tener información muy precisa para tratar de no despilfarrar el dinero en gastos que realmente no son necesarios.

Desde luego dieta cetogénica para principiantes no se limita estrictamente a los pocos beneficios que acabo de mencionar, vas a encontrar además del régimen alimenticio, la lista de compra de manera específica que puedes utilizar como punto de partida para crear tus nuevos hábitos de compra.

Otra de las preocupaciones comunes además de qué se puede comer, es cómo se debe comer y normalmente esta es la piedra de tranca para muchos, y con razón, no todas las personas están acostumbradas a estar frente a la estufa y prepararse sus alimentos tradicionales.

Teniendo esta enorme realidad entonces no es menos cierto que al tratarse de un régimen de alimentación especial puede representar un verdadero reto aun mayor para muchos. Sin embargo, ahora mismo no es un verdadero problema para nadie, ya que encontrarás una lista de 101 recetas, fáciles y deliciosas que servirán como punto de partida, y a partir de las que se podrán intentar nuevas recetas, solo con un poco de creatividad y deseos de comer delicioso y a su vez perder peso.

Es importante a partir de ahora deslastrase de cualquier idea pre concebida que pueda hacer ver que la dieta cetogénica es una más de las dietas modernas o algún régimen de moda, esto es un grave error, la dieta keto basado en los aspectos científicos que ya te mencioné es un régimen que además de brindarte la posibilidad de perder peso de manera rápida y segura, es un régimen de alimentación que brilla en la lista de recomendaciones de muchos médicos, para tratar una serie de enfermedades que guardan estrecha relación con la forma de alimentarnos.

Eso es parte de lo que encontrarás en las líneas de este volumen interesante, la cantidad de beneficios que aporta a tu salud la práctica de este modelo de alimentación.

No en vano se usa como recomendación para problemas de control, incluso de prevención y la nivelación de los pacientes con epilepsia. Son cuatro, efectivamente solo cuatro pasos fáciles los que vas a necesitar dar para llevar tu vida y tu salud al estado que siempre has soñado.

Nunca más serás el mismo, te puedo asegurar que tras evaluar, estudiar y poner en práctica todos los principios de dieta cetogénica para principiante, tu vida llevará el rumbo que siempre has deseado, vamos al primer capítulo y comienza a cambiar tu vida.

CETO 101

¿Qué es lo que encontrarás en este capítulo? Durante este capítulo vas a encontrar la información fundamental respecto a la dieta cetogénica, la idea será inicialmente despejar cualquier duda que haya en este sentido, pues de hecho es mucho lo que se dice en este momento sobre la dieta keto.

Encontrarás la ciencia que está escondida detrás de la dieta keto, y cuál es el proceso biológico que entra en acción y que efectivamente es el encargado de que tu cuerpo entre en un estado químico muy interesante, que hará que tu cuerpo pierda peso de manera inédita.

Uno de los detalles que ayudarán a tener mayor claridad y despejar cualquier duda respecto a este sistema alimenticio, será hacer un trabajo de comparación que de hecho hago durante este capítulo, para poder definir de una vez por todas la estrategia que se requiere seguir para disfrutar de uno de los beneficios más grandes en términos de salud de los tiempos modernos.

Y al decir moderno no me refiero necesariamente reciente, me refiero más claramente a los últimos tiempos de nuestra historia moderna, porque, aunque sabemos que gracias a la múltiple difusión que se ha hecho estos años reciente gracias a la cantidad de personas famosas que han adoptado la dieta keto como estilo de vida, no implica esto que sea algo necesariamente moderno o peor aún empírico.

De hecho, fue a mediados de la década de los años 20 del siglo pasado cuando en la competencia por tener el control de la enfermedad de la epilepsia y tras intensas pruebas, una de las propuestas hechas aseguró que el ayuno era uno de los mejores métodos para controlar la epilepsia, y en efecto esto era completamente cierto.

Sin embargo, fue para mediados del año 1921 el endocrinólogo Rollin Woodyard en medio de la observación tras experimentos en este sentido, determinó que tras un ayuno fueron tres componentes los que aliviaban las penas de los epilépticos, y que estos tres componentes también eran desarrollados durante una alimentación alta en grasas y bajo en carbohidratos.

A este modelo de alimentación se le llamo dieta cetogénica gracias al doctor Russell. M. Wilder, quien tras haber visto los resultados y analizado desde una óptica científica, determinó que era una dieta idónea para tratar los problemas de la epilepsia.

Hoy por hoy sabemos que no solamente en ese sentido resulta una verdadera oportunidad usar este método de alimentación, sino que es una herramienta importantísima para el tratamiento de otros tipos de enfermedades como la obesidad, la diabetes, presión arterial entre otros.

¿Qué es la dieta cetogénica?

Partamos de este punto, es necesario que haga una aclaratoria lo más marcada posible sobre este asunto, la dieta cetogénica no se trata más que de un régimen alimenticio, es una adaptación a tu modelo cotidiano de comer con objetivos muy claros, por ejemplo, perder peso es el principal motivo, aunque en realidad no el único.

Está basada fundamentalmente en la supresión dentro de tu régimen alimenticio de una serie de alimentos, y sustentar tu organismo con los alimentos necesarios para lograr desarrollar un proceso químico fantástico en el organismo llamado cetosis.

Una de las cosas que me gustaría dejar claro en este sentido es que la dieta jeto no se fundamenta en restringir la cantidad de alimento, en realidad se trata es de restringir algún tipo de alimento, dicho de otra forma, quiero aclarar una cosa, no es necesario pasar hambre, se trata de evaluar de manera inteligente una serie de alimentos que tras su suplantación por otro será el motor que encienda la cetosis.

¿Quiere decir esto que vas a comer de manera desmedida?

No, de ninguna manera, la dieta cetogénica no es un intento burdo por vender una idea de "adelgace sin parar de comer", he dejado claro que se trata de un régimen que no obliga a pasar hambre, pero no tienen sentido desequilibrar la mente con ideas sensacionalista, hay que mantener el equilibrio.

En el desarrollo de este libro te estaré dando una lista detallada de alimentos que debes y no debes utilizar para lograr la cetosis, por lo pronto quiero enumerar de manera sistemática qué es y qué no es la dieta cetogénica.

¿Qué no es la dieta cetogénica?

-        Lo primero que hay que evaluar es algo que ya

he mencionado, la dieta cetogénica no es una dieta milagrosa.

-        Pero igualmente no es una dieta frustrante que genera dolor y angustia por las horas excesiva de hambre o las muy pequeñas porciones de alimento que puedes ingerir.

-        La dieta cetogénica no es una moda de paso, que solo trata de generar un poco de entusiasmo a algunos pocos y quizás ganancia a algún gurú.

¿Qué es la dieta cetogénica?

-        Es tal como ya he dicho un régimen alimenticio profundamente beneficioso que brinda grandes oportunidades de perder peso de manera segura, y lo mejor sin la tortura que suelen ser los ayunos, aunque incluso en medio de los ayunos intermitentes se recomienda reforzarlo entre otras cosas con la dieta cetogénica.

-        Es un método eficaz para combatir y prevenir problemas como la diabetes, pero más aún, a pesar de ser tratada la epilepsia con medicamentos en algunos casos no resulta del todo efectiva, por lo cual se recomienda la aplicación del régimen alimenticio de la dieta cetogénica.

-        Es un modelo de alimentación practicado desde hace muchos años con muy sólidos fundamentos científicos que de hecho estaré mostrando a lo largo de este tomo.

¿Cómo es la dieta cetogénica diferente a otras dietas?

En este instante me propongo a realizar una separación clara, aunque ya he venido haciéndolo, que hay entre dieta cetogénica y el resto de las propuestas que hay en la palestra, sobre dietas nombraré de manera puntual solo algunas para tomarlas como ejemplo, pero seré muy genérico para que los principios que mencione puedan ser comparados con otros que quizás no puntualice ahora mismo.

Quiero ante todo dejar claro que no estoy haciendo ningún tipo de juicios en ningún sentido, es decir, no intento decir que alguna dieta sea buena o mala, mi propósito es mostrarte eso sí, las bondades reales y objetivas de la dieta cetogénica, del resto de las dietas que las juzguen otros, aquí solo trato es de usarlas como punto de comparación.

Entonces en este sentido quiero primeramente fijar cuáles son las características fundamentales de la dieta cetogénica, las mencionaré una a una para luego hacer una justa comparación con el resto de las dietas más populares.

Baja en carbohidrato

Esta viene a ser sin duda alguna la característica más importante de esta dieta, y es que su ingesta de carbohidratos debe estar reducida a una cantidad muy baja, de hecho, se trata solo de consumir un 20 a 24g de carbohidratos por día.

Alto consumo de grasas

Luego estaré detallando del porqué de esta situación y desde luego tumbaré algunos de las más tradicionales o típicas creencias sobre esta dieta, por ahora solo quiero mencionar que se trata de una dieta que se basa en el alto consumo de alimentos grasos como la mantequilla, frituras, lácteos ricos en grasas y otros.

Suprime la glucosa

Por la misma razón es que elimina los carbohidratos, por su rápida capacidad de convertirse en glucosa, pero además de esa medida es que retire toda la cantidad de azúcar que diariamente consumes en alimentos como el café, dulces, golosinas, refrescos, etc.

Modera la cantidad de proteína

Aunque en la dieta cetogénica no se restringe el consumo de las proteínas si se mantienen en un consumo moderado, pero recomienda sobre todo consumir aquellos alimentos que contengan un buen contenido de grasa como el chicharrón.

Partiendo de esta base entonces podemos comparar con el resto de las dietas, por ejemplo, como ya he mencionado antes no se trata de una dieta en la que estás obligado a pasar grandes jornadas tortuosas de hambre.

Dieta jeto vs conteo calórico

Hay casos como las dietas hipocalóricas donde se hace una restricción a través del conteo calórico, sobre las cantidades de calorías que puedes consumir en un día, esta dieta resulta en algunos casos terriblemente traumáticas para algunas personas ya que, para poder ver los resultados esperados, expresados en cantidades de masa grasa perdido el sacrificio debe ser muy grande y genera demasiado estrés.

Dieta jeto vs dieta paleo

Aquí encontramos una situación dentro de dos dietas que suelen ser confundidas, sobre todo por la visión estructural de cada una de estas dietas, que vistas de manera no detallada se encuentran demasiadas similitudes, por ejemplo, en la restricción de los cereales y los derivados de estos, sin embargo, la verdad es que son muchas las diferencias que hay entre una y otra.

1. Aunque hay algunas similitudes entre los tipos de alimentos, hay una marcada diferencia en las cantidades de alimentos que son permitidos.

2. Otro de los elementos, aunque no muy marcados definen tanto a uno como al otro es la cantidad de proteínas que se consumen.

3. De igual manera se diferencian en las cantidades de carbohidratos, pero no solo estos, sino que se definen

incluso la fuente de esos hidratos de carbono, por ejemplo, la dieta paleo es estrictamente apegada a las fuentes más naturales de los alimentos y no se permite los alimentos procesados

Basado en la información que te he presentado en este punto podrás evaluar todas y cada una de las dietas que surgen además de las que ya pululan por ahí, cada cual será quien emita un juicio adecuado en este sentido.

¿Cómo funciona la dieta cetogénica?

De acuerdo a observaciones realizadas por la "New England journal of medicine" en un estudio llevado a cabo durante dos años en el que se sometió a un numero de 322 personas de características obesas moderadas, de edad madura, a tres tipos de dietas, por un lado se tomó un grupo que hicieran dietas que fueran restricciones de grasas y calorías, mientras que otro grupo practicó una dieta mediterráneo baja en calorías, y por ultimo un grupo se le propuso una dieta baja en carbohidratos sin ningún tipo de restricción de las calorías, tal como en el caso de la jeto.

Al finalizar el estudio este arrojo como resultado que aquellos que hicieron una dieta baja en calorías habían logrado perder una media de 2.9kg promedio, mientras que los que llevaron a cabo la dieta mediterránea se encontraban en un rango de perdida mayor con un aproximado de 4.4 kg perdido.

La sorpresa para muchos fue que aquellos que hicieron dieta con restricción de carbohidratos, pero sin restricción calórica, había tenido el nivel más alto de pérdida con un aproximado de 4.7kg

Lo que sucede es sencillo, se trata de las funciones de los macro nutrientes y su relación con la conformación de glucosa en la sangre, los macronutrientes son las fuentes de energía que utiliza el organismo para mantener su vitalidad, la ciencia de la dieta cetogénica es muy sencilla, dado que los macronutrientes más efectivo para generar energía por la facilidad de metabolización resultan ser los hidratos de carbono, al aplicar los principios de la dieta cetogénica el cuerpo sencillamente busca alternativas para suplir la carencia de energía, y es entonces donde comienza la búsqueda de energía hasta encontrarse con la grasa.

Visto esto es más que evidente los enormes beneficios que ofrece la dieta cetogénica en los propósitos de pérdida de peso, pero ¿Cómo sucede esto?

La forma en que esto realmente llegue a ser una gran realidad resulta no ser tan difícil, y es justamente esto lo que hace tan atractivo la dieta cetogénica, veamos las tres claves de cómo es que la dieta cetogénica puede funcionar.

Clave # 1: Lograr la cetosis

La clave fundamental para que sea un a posibilidad los resultados esperados en la dieta cetogénica es a través de la cetosis, este es el mecanismo biológico y químico de nuestro organismo para poder encontrar el resultado tan anhelado al realizar esta dieta.

Clave # 2: Mantener la cetosis

Esta condición es muy fácil de perder por ello se debe estar muy atento, de todas maneras, en los siguientes capítulos estaré detallando de la manera más clara posible este comportamiento del organismo tan maravilloso. Pero la manera en que la dieta funcione de forma adecuada sin duda que es apegarse estrictamente al patrón de alimentación establecido por la dieta jeto.

Pero más aún, de acuerdo con tus propósitos existe la posibilidad de sacarle mayor provecho a esta herramienta maravillosa para la salud y el bienestar personal, es a través de ayunos y ejercicios.

Me refiero a que puedes hacer dieta cetogénica y a su vez complementarlo con un ayuno intermitente 8/16, que se trata de ayunar durante 16 horas para luego retomar su alimentación durante las siguientes ocho horas, sin ningún tipo de restricción con relación a los alimentos permitido dentro de este régimen de alimentación, y si además le sumas a eso una práctica rutinaria de ejercicios físicos, al final del día tendrá resultados fantástico en el propósito de perder peso.

En fin, lo cierto es que la dieta cetogénica no necesita mucha apología, pues sus propios resultados hablan por sí solos, el método número uno para perder grasa corporal se llama dieta cetogénica.

Desacreditando mitos nutricionales de la dieta jeto

Toda acción siempre tendrá una reacción y sin duda que la acción tan efectiva de la dieta cetogénica tarde o temprano levantaría su ejército de detractores, en realidad no es nada de qué preocuparse, aunque siempre por si las duda está bien hacer aclaratorias de las múltiples cosas que se dicen al respecto, considerando que en realidad hayan surgido como consecuencia de la inquietud en la mente de alguien y nunca le fue aclarada.

Por ello quiero hacer una breve lista de los mitos que han surgido alrededor de la dieta cetogénica respecto a las supuestas fallas nutricionales que puede traer consigo la dieta cetogénica.

Mito # 1: las dietas cetogénica causan daño al hígado

Quiero ser muy cuidadoso al momento de aclarar esto, esta idea surge de una verdad mal informada, en el momento que hable sobre la cetosis entenderás el nivel de compromiso que tiene el hígado en este proceso, lo que es cierto en todo esto es que si tienes algún tipo de patología previa a la dieta lo recomendable siempre será que consultes con tu medico si eres una persona apta para llevarla a cabo.

Pero esto es solo en el caso de caso de un hígado con alguna patología, no es cierto que entrar en cetosis perjudique tu hígado, de hecho, algunos importantes estudios han arrojado que el hígado graso ha mejorado después de la realización de la dieta jeto.

Mito # 2: Se pasa mucha hambre y pueden desnutrirse

Difícilmente haya un mayor error respecto a la dieta cetogénica que este, y aunque esto ya lo he dicho antes, se me hace preciso recordarlo justo ahora, la dieta cetogénica restringe algunos grupos alimenticios, pero no restringe la cantidad de alimento. Pero bien, estoy de acuerdo con la idea de que la cantidad no representa necesariamente una buena alimentación, pero debido a eso se hacen los ajustes necesarios en le alimentación.

Un ejemplo de lo que digo lo encuentras en este volumen en el que te estaré dando 101 recetas que te darán el balance necesario para que tu alimentación no este carente de nutrientes y además de comer una buena cantidad, te asegures de comer una comida cien por ciento saludable.

Mito # 3: Puede perder masa muscular

La dieta cetogénica es una dieta comprobada en la perdida de grasa, ya que es la fuente que usa el organismo como fuente de energía, sin embargo, es algo sustentado por muchos estudios que las fuentes utilizadas por el organismo es solo la masa grasa, permitiendo el cuidado de la masa muscular.

Mito # 4: La cetosis es peligrosa

Puede representar alguna manera de peligro en el momento que se pone en práctica teniendo una condición patológica en el caso del hígado, sin embargo, sobre esto aún no hay estudios realmente concluyentes, por ello lo recomendable es que en estos casos busque siempre el consejo de su médico.

Ahora, hay que hacer una diferencia y tener cuidado en cualquier confusión entre cetosis y cetoacidosis, esto si es una enfermedad que guarda algún tipo de relación con los excesos de cuerpos cetónicos en la sangre.

¿Por qué seguir la dieta cetogénica?

Esta interrogante abre la posibilidad de muchas respuestas, sin embargo, quiero hacer un argumento retorico que quizás no sea el más recomendable, pero la responderé con otra pregunta, ¿quieres mejorar tu estado físico y de salud, o prefieres seguir en las condiciones que estás?

Creo que no puede haber una razón de mayor fortaleza que la salud, pero no solo eso, al tema de la salud se le suma otro número de beneficios que aportan esta maravillosa estrategia alimenticia, sin duda tu apariencia es importante, verte bien es una posibilidad que está cercana aplicando la dieta cetogénica.

Solo aquellas dos razones de gran importancia que te acabo de mencionar son razones más que suficiente, sin embargo, existe un número altísimo de las razones por las que debes hacer la dieta cetogénica.

Si se responde en términos comparativos es una enorme ventaja sobre otros modelos, en primer lugar porque como ya te he probado, está por encima de otros modelos en términos de resultados, es decir que veas frutos rápidos, pero más allá de eso se trata de la tranquilidad que genera esta dieta ya que por su alto contenido graso en su menú la sensación de saciedad es enorme, así que te evitas el sufrimiento que generalmente representa la sola idea de la palabra "dieta".

Pero voy a enumerar otro número de grandes razones de por qué debes elegir, (como de hecho sé que lo has hecho), la dieta cetogénica.

Razón # 1: Puede ayudar a prevenir la diabetes

La palabra obesidad es casi sinónimo de diabetes, de manera que si estás en alguna de la fases de obesidad, es muy probable que tengas una tendencia muy elevada a enfrentar problemas de diabetes, sin embargo, al tomar como modelo alimenticio la dieta cetogénica tienes dos beneficios rápidos, el primero es la posibilidad de bajar rápido de peso y el segundo es las implicaciones que esto puede tener para esa tendencia con la diabetes, ya que recuerda que lo que estamos haciendo en la dieta cetogénica es restarle glucosa a la sangre, razón principal de la diabetes tipo 2.

Razón # 2: Genera efectividad para los ejercicios

Si estás practicando algún tipo de ejercicio, pero en especial estás trabajando en el gimnasio con ejercicios de pesa o quizás practica funcional, la dieta cetogénica es un importantísimo aliado para ayudarte a no rendirte, además de las energías que te brinda por el fuerte aporte de grasas, ayudas a complementar la pérdida de peso de manera efectiva.

Razón # 3: disminuye la grasa visceral

Esta acumulación de grasa que surge de manera inadecuada y peligrosa en mucho de los órganos internos del cuerpo humano son disminuidos considerablemente en un régimen alimenticio como el de la dieta cetogénica.

Pero además de todo lo que te acabo de decir hay más razones objetivas, baja el nivel de colesterol, de forma considerable, ayuda a combatir enfermedades como el Alzheimer o la epilepsia, muchos estudios han relacionado la dieta cetogénica con mejoras ante patologías como síndrome de ovarios poliquísticos, y algunas afecciones coronarias. Creo que hay suficientes razones para considerar como una de las mejores inversiones para tu vida considerar el régimen cetogénica como el que necesitas ya.

¿Es la dieta jeto para mí?

¿Qué puede ser una limitante para el buen desarrollo de la dieta cetogénica?, la dieta cetogénica es una dieta que es perfectamente adaptable y aplicable para cualquier persona, solo muy pocas excepciones pueden considerarse como necesarias para evaluar con mucha cautela, sería en el caso de los niños y mujeres embarazadas o lactantes de igual forma las personas que se encuentran medicadas o con alguna condición de salud especial deben consultar con su médico.

En todo caso nunca está demás que te mantengas en contacto con tu médico y le cuentes tu decisión de cambiar de régimen alimenticio a un régimen jeto, es bueno estar siempre alerta de cualquier situación especial que requiera de la evaluación de médico, de resto la dieta cetogénica es un régimen que no tiene ningún problema en ser asumido por quien lo desee.

¿Por qué tendría que hacer dieta cetogénica?

Esta pregunta cambia un poco la dirección de todo este asunto, me refiero es a las situaciones especiales que necesitas considerar para tener en cuenta la necesidad urgente de adoptar este régimen de alimentación.

Como ya mencioné anteriormente la dieta cetogénica en su origen era una recomendación para las personas con problemas de epilepsia, y a pesar de que esta enfermedad es tratada de manera medicinal en este momento, hay pacientes que no reciben el efecto de las medicinas por lo que sigue siendo en estos casos la prioridad aplicar un régimen cetogénica en la alimentación, sin embargo, hay muchas causas más.

Obesidad mórbida

La obesidad es una forma resumida de decir

enfermedad, padecimientos de la presión arterial, problemas coronarios, y peligros de enfrentar accidentes cerebrovasculares, pero además de eso la obesidad es el factor de más alto riesgo para enfrentar problemas de diabetes tipo 2, de manera que si eres una persona que se enfrenta a esta situación, no solo es que la dieta jeto sea para ti, es que debes ser ya, tu vida estás corriendo peligro y necesitas liberarte ya mismo de toda esa situación y cúmulo tan enorme de problemas de salud que traes a cuesta.

Atletas y deportistas

Sin duda que si el deseo es ver resultados cuanto debes considerarlo, uno de los problemas más comunes de muchas personas cuando están luchando por una mejor condición física es tener que enfrentarse a esa grasa acumulada que se ve muy mal, y ya no encuentras ejercicios que puedas practicar para liberarte de la grasa en esos pequeños espacios.

La solución es la dieta cetogénica, nuestro sabio organismo al requerir energía va a buscar la grasa en el organismo, y si estás en buenas condiciones musculares, tendrás que aplicar la dieta jeto para que se mantenga consumiendo las grasas que queden en cualquier rincón de tu cuerpo.

Quienes quieren salud

El simple hecho de querer mantenerte en un estado de salud optimo y de hecho poder hacer frente a cualquier intención dañina en el organismo no está para nada mal que practiques este método, de hecho, puedes hacerlo de forma alterna, solo ara mantener niveles óptimos en los distintos indicadores de salud de tu cuerpo.

Simplemente si te has estado preguntando si es o no es para ti la dieta cetogénica debo decirte desde ya que si, no debes preocuparte de nada esto es perfectamente para ti.

De esta manera quiero cerrar este capítulo, recuerda bien todo el planteamiento que te he hecho aquí.

He despejados cualquier vacío informativo que pueda surgir la idea es arrojar la mayor claridad posible y cuando te encuentres ante ciertas situaciones propias de la dieta ya tengas a dónde acudir para poner todas las cosas claras, sin embargo, en los capítulos que vienen estaré despejando aún más el panorama y preparando todo lo que sea necesario para llevar a cabo un buen régimen Cetogénico y disfrutar de todos los resultados que estos pueden dar a tu vida.

CAPÍTULO 2

BENEFICIOS CETO 101

En el primer capítulo quise despejar cualquier duda respecto a lo que es y qué no es la dieta cetogénica, de hecho me enfrente a una serie de mitos que mucha gente puede tener en su mente respecto a esta, eso producto de alguna campaña mediática que muchos han realizado por motivos que realmente ignoro.

Ya teniendo todo esto claro es importante que aborde ahora mismo algunos aspectos de interés sobre la dieta cetogénica, y eso es los beneficios que esta siete tiene para ti. En el desarrollo mismo del primer capítulo ya di algunos adelantes de estos beneficios, sin embargo, vamos a ver punto a punto de las razones objetivas que hacen que una opción maravillosa para ti tiene que ser sin duda alguna, tomar la ruta de la dieta cetogénica.

Así que en este capítulo voy a mencionar aspectos importantes como la reacción de tu cuerpo y tu mente respecto a la dieta cetogénica, despejaré cualquier duda que haya sobre la cetosis y se pueda ver desde una óptica más científica cual es el efecto de este proceso en nuestro cuerpo.

Después de leer este capítulo estarás completamente listo para iniciar tu proceso de cetosis, pues vas a encontrar aquí el paso a paso sobre este asunto, cómo iniciar la cetosis, cómo mantenerte en ella y como aprovechar los beneficios de esta. Es momento de hablar de esos beneficios maravillosos de la dieta cetogénica y su efecto en cada aspecto de tu vida.

¿Qué le pasa a tu cuerpo cuando comes jeto?

Seguir un régimen alimenticio como la dieta cetogénica es un proceso en el que vas a introducir al cuerpo que sin duda alguna no estará siempre en silencio, este va a hablar en algunos casos va a gritar.

Somos seres de hábitos algunos buenos y otros no tan buenos, y esto se da necesariamente en el aspecto alimenticio también, es así que nuestro cuerpo está tan adaptado a las necesidades que nosotros mismos le hayamos creado, y efectivamente eso es lo que ha sucedido con los hidratos de carbono, que se le ha dado al cuerpo dosis tan altas y repetidas de este combustible, que al hacer el cambio del mismo es posible que comience a presentar alguna especie de falla.

En realidad, no está fallando, solo se está ajustando al nuevo combustible, y aunque haya manifestaciones aparentemente contradictorias lo que está pasando en realidad es que tu cuerpo está haciendo los ajustes que se necesitan para que empieces a disfrutar de beneficios reales.

Los efectos pueden variar dependiendo de la manera en que le apartes el combustible principal a tu organismo como es el carbohidrato, es decir, si comienzas a realizar una eliminación progresiva de las cantidades de hidratos en tu organismo podrás ir creando una adaptación paulatina a esta situación a la que el cuerpo se enfrenta.

Pero enfrentar de golpe a la restricción de carbohidratos el cuerpo sufrirá una reacción algo violenta, que significa que esté mal, solo que es un poco más traumático, pero de igual manera el efecto se está cumpliendo con normalidad.

Son los síntomas previos a la cetosis, y los síntomas que aparecen se llaman la gripe jeto, o gripe cetogénica eso te lo explicaré en un momento.

Beneficios de bienestar

Ya he dicho antes que la obesidad es una forma resumida de mencionar un conjunto de enfermedades por esta razón entrar en un régimen alimenticio como el que propone la dieta cetogénica es imprescindible para darle una mejor sensación de bienestar al organismo.

Fundamentalmente lo relacionado con la posibilidad de tener un mejor descanso y sueño reconfortante es un punto ideal para que el organismo comience un trabajo de reprogramación para ingresar en un mejor estilo de vida, sin embargo, quiero evaluar más allá de estos elementos.

Por eso es por lo que me parece realmente necesario hacer una lista de una serie de beneficios que vas a comenzar a sentir en tu cuerpo, relacionados con el bienestar que comenzarás a experimentar al entrar en este sistema de alimentación.

Mejorarán inmediatamente tus articulaciones

Este es uno de los beneficios directos que vas a encontrar al comenzar a sentir los efectos directos de la dieta cetogénica, habrá indudablemente una mejoría en todo tu sistema de articulación que ha sido el que más ha sufrido por tu sobrepeso y los altos niveles de colesterol.

Sueño reparador

Vas a poder descansar mucho mejor, en primer lugar,

debes saber que, tras comenzar a limpiar tus organismos de la grasa visceral por medio de la cetosis, una de las sensaciones que vas a sentir de forma inmediata será una mejora en la respiración, una mala respiración es la causa principal de dormir mal, y de generar la famosa apnea del sueño.

Las implicaciones de este cuadro son verdaderamente complejos, pues incluso sucede un serio problema como la falta de oxigenación en el cerebro o que trae consigo una serie enorme de problemas y complicaciones.

Todo esto mejorará de forma considerable generando un mejor estado vigilante en la actividad física, una mejor condición cerebral que te permitirá entre otras cosas mejor concentración, y mayores niveles de análisis, las capacidades mentales se incrementan en un número muy alto.

Fortalece tu sistema inmunológico

Desde luego uno de los efectos directos de lo que acabo de mencionar vendrá a ser este, un cuerpo sin descanso, agotado, estresado, etc., es un cuerpo que tiene las defensas en el piso, y es un radar para captar cualquier enfermedad, así que esto viene a ser una de las mejores sensaciones que vas a sentir en tu organismo físico tras comenzar a vivir un estilo de vida como el cetogénico.

Pero además de estos que acabo de mencionar la lista es exageradamente larga de las sensaciones de bienestar que vas a sentir al entrar en la dieta cetogénica, entre ellas puedo mencionar la mejora del apetito sexual, obviamente mejora la memoria, tendrás un mejor estado de humor entre otras cosas, ¿entonces qué piensas hacer? no hay manera para ser espectador, razones para cambiar el ritmo y estilo de vida sobran.

Beneficios de composición corporal

En este ámbito es realmente importante resaltar el

impacto que tiene la dieta cetogénica, pues es el punto de partida de todo el propósito de la dieta es decir consiste en eliminar el exceso de grasa en el organismo.

La dieta cetogénica me gusta compararla algunas veces como la empresa de basura del organismo, ya que esta es la que accede a esos excesos de grasa que hay en él aun cuando por los medios externos resulte difícil de detectar, para el organismo realmente no es difícil, este detecta rápidamente donde está la fuente de energía y va directo a ella para hacer el uso adecuado, de manera que este trabajo ira regulando la cantidad de masa grasa en el cuerpo.

Esta es una de las grandes victorias de la dieta cetogénica y es uno de los aspectos que se han tratado de desvirtuar, y esto justo basado en lo contradictorio que puede resultar el hecho de que un plan de alimentación basado en grasas sea un método para perder grasas.

Sin embargo hay que estar al tanto de una situación que suele suceder en medio de la adaptación del cuerpo a este sistema de alimentación una vez entrado en cetosis, es muy frecuente que tras las primeras semanas de pérdida de peso tan efectiva haya luego un efecto de estancamiento esto fundamentalmente puede suceder por el nivel de grasa que se está consumiendo, en eso hay que ser muy equilibrado pues puede darse la situación de estarle dando al organismo a través de la alimentación toda la grasa que requiere para otorgar la energía que necesita y lo le das la oportunidad de tomar de la grasa de tu cuerpo para llevar a cabo ese propósito.

Beneficios de rendimiento

Los primeros efectos al entrar en cetosis pueden incluir fatiga y cansancio, sin embargo, es una situación que se presenta como síntoma de resistencia durante el proceso de adaptación, no es necesariamente una constante, evidentemente una vez que se haya logrado lo que se conoce como ceto-adaptación todo será completamente diferente.

De hecho, cuando ya el organismo tenga acceso completo a la grasa como una rica fuente de energía los beneficios y la sensación de satisfacción será realmente importante y términos de rendimiento, déjame mencionarte uno de los beneficios en este sentido que vas a obtener al entrar en la dieta cetogénica

Retrasa la fatiga muscular

Justo antes de llegar al umbral anaeróbico, es decir al punto en el que nuestro rendimiento se va a pique el sistema aumenta la capacidad de energía que aporta la grasa, logrando con esto que no acabe tu resistencia y logres avanzar más de lo previsto.

Aumenta la capacidad muscular

En efecto el musculo aumenta de manera automática su capacidad de generar mayor capacidad energética a partir de las grasas tanto acumuladas como aquellas que hayas consumido como efecto de la dieta, siempre en el orden, primero a partir de las grasas metabolizadas por el proceso digestivo, y en caso de carencias acude de manera inmediata a nuestras reservas de grasa en el organismo.

Pronta recuperación del musculo

De hecho, esto es el efecto directo de la evidente mejora de la sensibilidad a la insulina, por lo que el musculo no tarda demasiado en lograr recuperarse de su estado de estrés.

Mejora la relación entre el peso y la potencia

Además de esto como acabo de mencionar hace un momento, mejora la composición corporal, al reducir el porcentaje de grasa, pero sin afectar de ningún modo la musculatura del individuo indudablemente que el rendimiento mejorará.

¿Qué es cetosis?

Antes de dar una definición muy técnica en este sentido quiero que veamos de forma clara lo que es la cetosis visto desde lo más básico para tratar de llegar someramente a lo más avanzados.

La cetosis es un proceso metabólico del organismo que de hecho como ya mencioné antes surge por la falta de hidratos de carbono como generador de energía, ¿a qué se debe esto? Los hidratos de carbono representan en pocas palabras el medio más fácil de aportar energía al cuerpo, ya que para el hígado resulta sumamente sencillo hacer la síntesis a partir de los compuestos de carbohidratos por lo fácil que este se transforma en glucosa (azúcar) y es introducido al torrente sanguíneo.

Ahora bien, cuando el hígado percibe que existe una carencia de hidrato de carbono, se promueve de manera automática el catabolismo de las grasas, ¿el objetivo? Efectivamente sustituir un combustible (azúcar) por otro en este caso las grasas, hay que recordar que los macronutrientes, (que son los combustibles que aportan energía al cuerpo) son fundamentalmente tres, los carbohidratos, las grasas y por último las proteínas.

En el orden de prioridades está el carbohidrato como acabo de mencionar, las grasas y por último cuando ya no hay reservas energéticas es donde los músculos comienzan a ser usados como el organismo para poder dar un poco de energía al cuerpo.

¿Cómo puedo alcanzar el estado de cetosis?

Aquí es donde comienza a tomar forma oficialmente la dieta cetogénica, en la determinación y la preocupación de poder lograr este estado que de hecho será el que garantizará el resultado que has estado esperando.

Dicho de una manera muy genérica la cetosis la vas a lograr en el punto que logres darle a tu cuerpo la restricción necesaria de carbohidratos y permitiendo que esta acceda a tus reservas de grasa para que las metabolice y las convierta en tu aliado para quemar grasas.

Voy a enumerar un paso a paso bien detallado que servirá como guía para comenzar a crear la rutina necesaria para entrar en cetosis, pero antes quiero decirte un par de cosas. Lo primero es que no es para nada fácil en algunos casos, sobre todo en el caso de aquellos cuya dieta ha estado profundamente marcada por un régimen de alimentos muy alto en hidratos de carbono.

Pero en realidad no es que sea difícil más bien debería usar el término lento en los casos particulares que ya mencioné.

Lo otro que quiero mencionar es que pese a que puede ser lento en algunos casos no necesariamente se trata de algo imposible de realizar, solo requiere fundamentalmente paciencia. Así que la recomendación está sumamente clara, no hay que rendirse, solo tener un poco de paciencia y al lograrlo lo demás sucederá realmente fácil.

Paso # 1: Disminuye el consumo de carbohidratos

Este, sin duda alguna es el paso principal, de hecho, es la base más sólida de la cetosis, a fin de cuenta se trata justamente de cambiar una fuente de energía por otra, así que no hay alternativa, esta es la consideración número uno para alcanzar el estado de cetosis.

En números claros se trata de bajar la ingesta a un número aproximado de 20 g de carbohidratos en el día, considerando en la cuenta la cantidad que pueden poseer el resto de los alimentos que complementen tu dieta cetogénica

Paso # 2: Hazte amigo del aceite de coco

Uno de los ingredientes que en el futuro vas a descubrir cuando hable de los alimentos permitidos y los no permitidos será las grasas o los alimentos que contienen buena cantidad de grasa como por ejemplo la mantequilla, sin embargo, este es uno de los mejores aportes que le puedes hacer a tu organismo y eso justamente por la calidad del aporte, y el efecto del producto.

Una enorme ventaja que tiene este ingrediente y que incluso la convierte en una opción mejor que el resto de las grasas es que esta se absorbe y van directamente al hígado, esto desde luego favorece el proceso cetogénico pues al ir directo el hígado lo puede usar de manera inmediata como energía.

Paso # 3: Dile no al sedentarismo

Está demostrado que el estar activo, es más el tomar un tipo de actividad física como rutina es muy conveniente para entrar de manera más rápida al estado de cetosis. Una de las maneras de reducir las reservas de glucógeno en el organismo es a través de la práctica constante de ejercicios, entonces al minimizar la ingesta de carbohidratos la producción de cetonas llevado a cabo por el hígado aumentará inmediatamente, y esta es utilizada como fuente de energía para tus músculos.

Paso # 4: Come más grasas saludables

Como ya te expliqué antes la cetosis es un proceso que se da al intercambiar la fuente de energía del organismo, por lo tanto, es necesario aportar ese nuevo combustible que el cuerpo requiere, en este caso la grasa, pero debes procurar que sea grasa de fuentes saludables, de hecho, la recomendación es que entre el 60% O el 80% de las calorías que vas a ingerir en tu organismo provengan de las grasas saludables.

En los casos en que la dieta cetogénica se esté utilizando como prescripción médica para casos como la epilepsia se recomienda que la cantidad sea incluso mayor y esté por encima del 90%

Paso # 5: Modera el consumo de proteínas

En esta medida se hace necesario tener balance y un buen equilibrio, ya que no se recomienda abusar del consumo de proteínas, pero tampoco es saludable dejar el consumo al 100%.

La cantidad de proteína que consumimos debe ser lo suficiente como para darle al hígado los aminoácidos que sean necesarios para el proceso que se conoce como gluconeogénesis.

La gluconeogénesis es el medio por el cual el hígado producirá la cantidad de glucosa que necesitan algunos componentes del organismo para su buen funcionamiento ya que no puede usar como combustible las cetonas, tal es el caso del cerebro, algunas partes de los riñones y por último los glóbulos rojos.

Paso # 6: Prueba con el ayuno

Otro de los pasos recomendados es el ayuno, hay modelos de ayunos intermitente que puedes combinar con tu dieta cetogénica, incluso hay quienes practican ayuno de grasas, que se trata sencillamente de tener una ingesta calórica de un aproximado de mil calorías por día de los cuales el 90% o 95% provenga de grasas saludables, estas formas son muy prácticas y útiles para activar el proceso de cetosis en el organismo.

¿Cómo saber cuándo estoy en cetosis?

Esta idea supone uno de los puntos clave para lograr una mayor efectividad en este sentido, la idea es convertirse en un experto en el tema de la cetosis para poder sacar el mayor provecho a todo esto.

Existen ciertas maneras muy particulares de saber cuándo el cuerpo está entrando en cetosis, algunas son señales que arroja el cuerpo, y es justamente por medio de estas señales que podrás concluir que efectivamente estás en cetosis mientras que hay otros métodos que son perfectamente válidos para lograr el mismo fin.

Todo consistirá siempre en un método de observación, por esto quiero compartir una serie de tips que te servirán como radar para conocer tu cuerpo cuando está entrando en cetosis.

Tips # 1: Boca reseca

Esta es una de las principales señales que podrás percibir salvo los casos en los que tomes bastante agua, pero por regla general esto es algo que vas a sentir muy constantemente y es un nivel de resequedad muy grande en la boca y esto desde luego genera una enorme y muy marcada sensación de sed.

En realidad, lo que está experimentando tu cuerpo para generar esta sensación se debe a que el páncreas se encuentra produciendo menos cantidad de insulina como consecuencia de la estructura de la dieta, esto produce una serie de señales hormonales por medio del sistema renina-angiotensina-aldosterona, la cual le ordena una mayor pérdida de agua a los riñones.

Desde luego una vez que el cuerpo experimenta esa pérdida de agua automáticamente con esta se pierden gran cantidad de los minerales que el cuerpo requiere para mantener un mejor funcionamiento como es el caso de los electrolitos. Para aliviar esta sensación la recomendación es tratar de tomar por lo menos dos tazas de caldo al día, mucha agua, mantenerte hidratado es vital en este sentido.

Tips # 2: Un incremento de la orina

Como consecuencia directa de lo que te acabo de explicar en el tips anterior una de las formas de perder agua del organismo es desde luego a través de la orina, así que esta sería otra clara señal que indica que el cuerpo está en una condición fuera de lo que había sido normal hasta ahora. Sin embargo, no solo esa señal surge de parte de esta situación.

Existe un cuerpo cetónico conocido como acetoacetato este en medio de la cetosis suele ir a parar en la orina de manera que un simple examen en la orina puede determinar los niveles de este cuerpo cetónico en la orina y sabes de esta forma que estás en cetosis.

Tips # 3: A través del aliento

Existe un efecto conocido como el aliento jeto, esto se produce debido a que la liberación de un cuerpo cetónicos conocido como cetona se al ser liberado sale del cuerpo a través del aliento, generando un olor muy particular algo parecido al olor que se utiliza para quitar el esmalte de uña.

Tips # 4: Disminución del apetito

Las causas no están del todo claras, sin embargo, muchas de las personas que han iniciado su dieta cetogénica han reportado una señal muy fuerte en este sentido, es decir reportan que el nivel del apetito ha disminuido tan pronto comienza el proceso de cetosis, de manera que esto puede servirte de igual manera como señal de que estás en estado de cetosis.

Tips # 5: Tiras cetogénicas

Es la manera más fácil que puedes o práctica que puedes usar para este propósito, se encuentran en la farmacia y funciona tan fácil como una prueba de embarazo, solo tomas la tira y la mojas con una muestra de tu orina y de acuerdo con las reacciones que esta tendrá cuyas instrucciones encontraras al adquirirlas podrás descubrir si hay presencia de cuerpos cetónicos en la orina y así saber si estás en cetosis.

¿Hay efectos secundarios por seguir esta dieta?

Creo que sería posiblemente más sensato hablar de efectos productos de la cetosis que efectos secundarios, sin embargo, sí es cierto que dentro del proceso de adaptación del cuerpo al nuevo sistema alimenticio pueden aparecer algunos efectos que pueden tener una apariencia de contraproducente, pero en realidad no lo son.

Desde luego, estamos hablando de un cambio de hábito, estamos restringiendo al cuerpo de ciertos elementos con el que está acostumbrado a relacionarse, siempre surgen efectos de resistencia por parte del organismo incluso puede presentarse resistencia de nuestra mente que sin duda alguna suele pedir que se establezca la normalidad y genera quizás algunas sensaciones como ansiedad.

Paso a describir algunos de los efectos más marcado por los que puedes atravesar cuando entras en estado de cetosis.

Posibles mareos

Por lo general este efecto lo puedes sentir pasado los tres primeros días de haber iniciado la dieta cetogénica, por lo general es la alta necesidad que tiene el cuerpo de glucógeno para poder tener un óptimo funcionamiento por lo que se presenta comúnmente este fenómeno, de hecho, puede suceder si haces algún tipo de movimientos bruscos.

Fuerte olor de la orina

Esto sucede como efecto de lo que ya he explicado, es decir la liberación de los cuerpos cetónicos que van por la orina de manera que intensifican el olor de este.

Aliento y sabor desagradable

Al igual que en el caso anterior ya sabemos que la liberación de algunos de los cuerpos cetónicos el organismo lo expulsa a través del alentó, lo que genera como es normal un aliento no muy agradable, en algunos incluso muchas personas han llegado a asegurar que sienten un sabor algo metálico en la boca.

Desánimo general

Este es otro efecto que resulta muy importante evaluar esto por ser una de las razones fundamentales por la que muchas personas abandonan el régimen cetogénico antes de tiempo, y esto hay que estar muy claro, estas reacciones son completamente normales, en medio de la cetosis así que no debes permitirte intimidarte por estas sensaciones.

Posiblemente vas a experimentar náuseas, cansancio, decaimiento general entre otros, pero solo debes tener paciencia y mantener tu alimentación constante y una buena hidratación hasta que tu cuerpo logre la adaptación.

Además de estos que te acabo de mencionar pueden surgir una serie adicional de manifestaciones en tu cuerpo para esto la recomendación siempre será que en la medida de lo posible mantengas tu proceso de dieta cetogénica bajo estricto control médico, de esta manera puedes estar tranquilo ante cualquier duda puedas obtener una referencia de primera mano.

Ya he hecho un recuento claro de los diferentes beneficios que en varios aspectos que te brinda la dieta cetogénica, de hecho durante este capítulo hice un análisis de cómo es que funciona ese proceso que es el fundamento principal de los objetivos del régimen cetogénico conocido como cetosis y he explicado cómo es que el cuerpo reacciona y permite que se produzca la efectiva pérdida de peso que se está buscando a la hora de iniciar un régimen alimenticio como el que nos propone la dieta cetogénica.

Igualmente, tienes en tus manos la guía perfecta para poder reconocer de forma automática si has logrado entrar en estado de cetosis, solo corresponde que comiences la práctica hasta que logres encontrar el estado que   deseas.

CAPÍTULO 3

EMPIEZA LA DIETA CETO EN 4 PASOS

Visto todo esto que acabo de hablar en el capítulo anterior y conociendo ya como es que se da todo el proceso de cetosis, pero mejor aún al tener en manos las herramientas necesarias para poder determinar si estás en medio del desarrollo de la cetosis en tu organismo, es momento de poder poner en práctica todos esos mecanismos.

En este capítulo voy a sintetizar ese proceso, es decir te daré las herramientas para que esto lo lleves a cabo de manera práctica y sencillo lo que vamos a ver es la forma de iniciar la dieta cetogénica en cuatro sencillos pasos, lo primero que estaré enseñando es como organizar tu despensa y cómo deshacerte de todos esos productos que normalmente has utilizado pero que ya no son necesarios para ti.

En ese punto se requiere de una gran estrategia ya que es el paso inicial, pero que puede generar conflicto a la medida que tu despensa no sea algo a lo que solo tu tengas acceso, de manera que evaluaremos algunas medidas prácticas para que esta particular situación no se convierta en un obstáculo para ti.

Igualmente evaluaremos en las líneas que componen este capítulo que estás a punto de ver las estrategias para que lleves a cabo tus compras de manera ordenada, de modo que puedas reabastecer tu despensa y no haya productos indebidos. Dentro de los pasos que siguen a continuación encontrarás de igual manera la planificación debida de sus comidas y las algunas rutinas importantes de ejercicio que puedes llevar a cabo para maximizar la efectividad de tu dieta cetogénica.

Paso # 1: Limpia tu Despensa

La primera y muy importante acción que debes tomar a partir de este momento es darle un orden adecuado a tu despensa, la razones son varias y quiero mencionártelas, en primer lugar, se trata de eliminar esos alimentos o productos que representan un peligro de caer en alguna tentación, en efecto la manera más adecuada de no caer en alguna tentación siempre será estar lejos de esa tentación.

Por otro lado, es necesario que tengas una despensa bien adecuada a las necesidades de la dieta cetogénica para que puedas llevar a cabo una buena planificación de los menús que vas a tener en consideración para la realización de tu dieta.

¿Qué pasa con la despensa donde participan más personas?

Esto puede efectivamente representar de alguna manera un conflicto con el que hay que enfrentarse y superar cuanto antes, naturalmente salvo en el caso de las personas que vivan solos, las despensas son áreas en el que todos los miembros de la familia tienen espacio y acceso.

Sobre todo, por el tema de la tentación que sin duda va a aparecer o algunas sensaciones de ansiedad en las que ceder puede representar perder a cetosis, ¿Qué debe hacerse en estos casos? Lo más saludable en todo caso será siempre tener una abierta comunicación con el resto de los integrantes de la familia y ponerles al tanto de tu decisión de cambiar tus hábitos alimenticios por lo que se requiere la comprensión de parte de todos para triunfar en tu propósito.

Siempre será una buena estrategia compartir la lista de producto que puedes consumir y que de hecho es el punto en el que pueden compartir la despensa, pero de resto la recomendación es que alimentos como pan, galletas, dulces entre otros lo mantengas fuera del alcance o por lo menos fuera de tu vista.

Quiero agregar un consejo adicional a todo esto, no procrastines, se hecho no hay razones para no iniciar la dieta cetogénica de una vez, así que el momento de iniciar tu dieta es ahora y para que lo hagas quiero darte algunos consejos prácticos para limpiar tu despensa.

Consejo # 1: Haz una cena de invitados

No quiero que los alimentos en tu despensa sean una razón o mejor dicho una excusa para no iniciar tu dieta cetogénica, no te puedo recomendar que tires todo al cesto de la basura, míralo por las razones que sean. Pero para darte alguna buena idea haz esto, realiza una comida compartir en la que puedas invitar a tu grupo de amigos y bajes considerablemente la cantidad de alimentos que están fuera del plan de alimentación jeto.

Consejo # 2: Realiza donativos:

En el hipotético caso que haya demasiados alimentos en la despensa, aunque están fuera de rango de la dieta cetogénica, te recomiendo entonces que consideres la idea de hacer donaciones a personas que puedan aprovecharlo mejor que tú, no se trata de alguna manera de caprichos, se trata de minimizar el impacto en la psiquis de los deseos de ceder ante los alimentos que son tentación para ti.

Consejo # 3: Reorganiza

En el caso que ya mencioné donde la despensa es compartida entonces una solución debe ser de una vez por todas crear la separación con el resto de la comida y organizar entonces dónde estarán tus alimentos y donde estarán los del resto para delimitar de manera definitiva los espacios.

Paso # 2: Hacer Mercado

El segundo paso recomendado para llevar a cabo tu dieta cetogénica efectivamente está relacionado con el nuevo abastecimiento de tu despensa, me refiero a la planificación de lo que se va a llevar a cabo para surtirte de todo lo que tu despensa y nevera debe tener para que puedas desarrollar tus principales menús de manera organizada.

Este es uno de los aspectos más interesantes de este proceso, finalmente hacer las compras supone un ajuste en muchos aspectos, principalmente en el tema de los productos, para esto en los capítulos posteriores a este te estaré dando una lista detallada todos y cada uno de los alimentos que son los que vas a utilizar en tu dieta cetogénica.

La primera recomendación que quiero hacer en este sentido es cambiar la estructura tradicional de compras, hay que olvidar por algún tiempo la visita a los supermercados, ¿y esto por qué? Por una causa muy sencilla, los supermercados son el centro mundial de las compras de cosas que no necesitas.

Entrar en uno de esto lugares es estar expuestos a

veces casi que de manera inconsciente a adquirir cosas que en realidad no necesitas y que por otro lado no te benefician en nada.

¿Dónde vas a realizar las compras?

A pesar de no ser un tema de discusión la calidad de los productos en este momento la recomendación es sumamente clara, es necesario procurar hacerse de los alimentos de la manera más saludable posible, y para conseguir los alimentos en la mejor presentación requerida la solución definitiva es buscándolo fuera de los supermercados que te ofrecen casi todo lo que necesitas en versión de congelados, conservados y pare de contar.

Por ello es por lo que resulta muy provechoso asistir a las ventas de hortalizas frescas y aquellos mercados populares donde se consigue las proteínas en condiciones óptimas y en excelente estado de frescura.

Algunas recomendaciones

- Para el pescado: Este alimento es preferible si se consume lo más fresco posible, pero si estás limitado por la cercanía al mar y resulta difícil comprar el pescado fresco es perfectamente aceptable. Pero en el caso contrario que el deseo sea comprar un pescado en la más fresco posible lo primero que se observan son los ojos, que estén brillante y además que se vean aun brotados, cuando este tiene los ojos hundidos posiblemente se trate de un pescado que es viejo.

- Los mariscos: En el caso los mariscos como los crustáceos lo primero que se debe evaluar es el olor, hay que asegurarse que haya un olor fresco y agradable, que tenga un fresco aroma a mar, si por el contrario percibes un olor parecido al amoniaco no es recomendable.

Además, su carne debe ser algo tersa y dura, y su color debe tener un tono blanco rosa, en caso de encontrar que su tono es amarillento es recomendable no considerar su compra.

- Carnes de ave: Por lo general esta viene en presentaciones congeladas, en estos casos debes tener en cuenta varios aspectos.

Uno de los aspectos más importantes es considerar hacer un repaso minucioso de la etiqueta para verificar aspectos como la fecha de procesamiento, el registro sanitario entre otros.

En caso de poder encontrar pollo fresco o pato o cualquier ave de corral que se encuentre en estado de descongelación lo primero que se observa es el color de la carne que sea brillante y rosada, por lo general cuando están viejos estos suelen tener un tono opaco y su carne tiene un aspecto transparentado, una manera de verificar la calidad de este es hundiendo un dedo en su carne, cuando el ave es fresco la carne vuelve a su estado inmediatamente, mientras que cuando se trata de algo viejo al levantar tu dedo queda la marca hundida del dedo.

- Carne de res: Las recomendaciones en este sentido son muy prácticas, lo primero que se suele hacer es procurar comprar siempre en el mismo carnicero para tener en consideración la información que se requiere de la procedencia de la carne, fecha en que se ejecutó el animal y además tener una cercanía con el producto, si está muy desangrado es señal de tener mucho tiempo muerto, por ello el corte debe estar lo más rojo posible y la carne debe ser un rojo brillante, carne pálida y opaca hay que desecharla.

Estas son solo una de las recomendaciones de las proteínas más utilizadas, más adelante haré unas pequeñas recomendaciones en dirección de las hortalizas y otros alimentos más.

Para hacer tu mercado lo importante es tener una estructura bien definida sobre cada uno de los rubros que se necesitan para llevar a cabo la dieta. A continuación, enumeraré las claves que se requieren para que las cumplir de forma inteligente con este deber.

Clave # 1: Preparar el check list

La manera más eficaz de que jamás se olvide ningún producto ni se termine comprando algo que está fuera de lo planificado de manera exhaustiva cada uno de los artículos que se deben comprar, y para realizar esto de manera exitosa lo recomendable es realizar un check list, se trata de una lista detallada de todos y cada uno de los artículos necesarios para lleva a cabo la dieta.

Es un documento que va dividido por tres columnas, cada columna está asignada a un tema en específico, por ejemplo, la primera columna se trata del nombre de los alimentos, la segunda de la existencia que hay de dicho alimento en la despensa y la última es la requisición, de manera que ante cada compra hay que hacer una buena evaluación con la lista en mano de aquello que aún queda, y lo que falta.

Clave # 2: Diversificación de las compras

Es importante darle el valor que realmente tiene hacerse de alimentos frescos y de temporada cuando se trata de hortalizas, insisto, no se trata de que esté mal consumir congelados todo dependerá de la particularidad de cada individuo, sin embargo, en lo que a mí respecta no hay mejor que comprar lo más fresco posible y que sea de temporada.

Además, si existe la posibilidad de acudir a compras de alimentos de cosecha orgánica si duda que sería muchísimo mejor la intención es fortalecer lo más que se pueda al organismo dándole alimentos de alta calidad.

De manera que dependiendo las fechas que se asuman para hacer compras lo recomendable será que este rubro como las hortalizas y vegetales se compren máximo cada cinco días, no es bueno almacenar tanto tiempo estos alimentos en el refrigerador.

Clave # 3: No hagas compras con hambre

Esta puede parecer una nota un poco extraña, pero en realidad no lo es, de hecho, es muy importante, cuando la mente el cuerpo tiene hambre la mente se mantiene fantaseando, en platillos deliciosos y cosas como esas por lo tanto es algo que se debe considerar con mucha atención, la hora de ir de compras debe ser lo más equilibrado emocionalmente para que las compras resulten saludables y no emocionales.

Paso # 3: Planea tus Comidas

Es importante tener en consideración lo siguiente, la falta de carbohidratos dentro de tu organismo va a generar sobre todos los primeros días incluso semanas de dieta cetogénica algo de ansiedad, es muy probable que la mente azucarada que posee el hombre moderno le haga peticiones altas de azúcar, carbohidratos, etc., por esta razón es importante tener un plan de acción alimenticio bien definido.

No es correcto dejar la práctica de la dieta cetogénica a la suerte o la improvisación, es vital y sobre todo muy inteligente tener un plan estratégico sobre cada uno de los pasos que se van a dar en términos de las comidas del día, improvisar es perder el rumbo, ya que existe una muy alta probabilidad de tomar el camino corto cuando lleguen los atracos de ansiedad.

¿Cuál es el plan b ante la tentación?

Resta descubrir solo de cuál tentación estamos hablando. Existen muchos riesgos durante la ejecución de la dieta cetogénica, por ejemplo, a la hora de estar frente a la estufa para preparar la comida, durante el descanso o a la hora del café.

Lo cierto es que ante todas esas expresiones que

normalmente el cuerpo tendrá es preciso tener un plan efectivo de acción para no caer víctima de algún descuido o una fuerte tentación. Desde luego que aquello es posible solo cuando se tiene un buen plan a la mano.

El plan al que me refiero es justamente tener elaborado la estrategia específica de lo que se va a comer como bien acabo de decir debes tener incluso desde el momento que se planifica las compras, toda una estructura del plan alimenticio que se va a llevar a cabo.

Lo ideal es realizarlos en conjunto mínimo de siete días, pero en la medida de lo posible lo ideal es realizarlo para un lapso de un mes, ¿Qué debe incluir ese menú? Desde luego debe tener toda la información con cantidades incluidas del desayuno, el almuerzo y cena, sin embargo, aún más allá de esto es bueno tener un plan de meriendas y abrebocas.

Hay que tener en cuenta las presiones que surgen andando en la calle, el trabajo o cualquier tipo de actividad que haga casi obligatorio estar fuera de casa, de manera que haya un plan para enfrentar cualquier posible ataque de ansiedad y no ceder luego a la necesidad de entrar en el café que está en el camino por una dona y un café.

Afortunadamente esta tarea no será tarea complicada ya que en este volumen estaré dejando de manera detallada una cantidad de 101 recetas que resultarán suficientemente útil como punto de partida para lograr elaborar fácilmente el menú correspondiente.

Vamos a ver algunas consideraciones importantes que deben ser tomadas en cuenta a la hora de la elaboración del menú que se debe desarrollar. A la hora de llevar a cabo el desarrollo del menú se hace preciso considerar las cantidades de alimentos que se han establecido como los estándares del régimen alimenticio cetogénico.

Una vez que se haya establecido el plan de acción para iniciar la dieta, es importante desarrollar un calendario que va a partir desde el día que se ha determinado llevar a cabo la dieta, de manera que pueda haber un desarrollo lo más organizado posible, esto incluso es un factor determinante para el tema de las compras y el presupuesto que se llevará la adquisición de los productos y alimentos que se necesitan para lograr la cetosis.

Paso # 4: Ejercicio

La pregunta que surge a raíz de este punto que traigo en este momento es ¿cuáles son tus objetivos? Y a esta se le suma una más aún ¿Cuánto tiempo deseas para lograr tu objetivo?, estas dos interrogantes son las que van a determinar la importancia de la presencia del ejercicio físico en la dieta cetogénica.

¿Es importante o no el ejercicio?

Es beneficiosa, la importancia insisto estará determinada por las prioridades que se tengan, lo que trato de decir es que, aunque no lo hagas los efectos de la cetosis igualmente estarán presente, sin embargo, añadir una rutina d ejercicio al proceso de dieta cetogénica es el complemento perfecto para ver los resultados más rápidos.

De hecho, existen evidencias que tras la práctica de ejercicios de manera frecuente puedes acelerar el proceso de cetosis, así que no cabe duda de que es importante si se quieren ver buenos y rápidos resultados apuntarse al gimnasio y realizar algunas rutinas de ejercicios.

Vamos a ver una serie de consejos que se deben considerar a la hora de realizar dieta cetogénica y reforzarla con algunos ejercicios que puedes resultar de alto beneficio, estos que voy a mencionar son los ejercicios más efectivos que se pueden tomar en cuenta para sacar más provecho a la cetosis.

Consejo # 1: ejercicios aeróbicos

La práctica de este modelo de ejercicios es altamente beneficioso, se trata de ejercicios cardiovasculares con una larga duración y baja intensidad, en esta ocasión el combustible que el cuerpo utilizará será la grasa.

Consejo # 2: ejercicios anaeróbicos

En este caso se trata de la práctica de pesas, con cortos intervalos de alta intensidad es el mecanismo perfecto para llevar a cabo este maravilloso método de ejercicio que servirá para sacar el máximo potencial a la dieta jeto.

Consejo # 3: ejercicios de estiramientos

Prácticas físicas como el yoga, incluso realizar ejercicios de estiramiento servirá para generar suavidad en el tejido de manera que incrementa el rango de flexibilidad muscular.

Hemos visto entonces los cuatro pasos necesarios que serían el plan básico que debes desarrollar para llevar a cabo la dieta cetogénica, para empezar no se requiere de un largo protocolo, en realidad lo que se precisa es que haya un enfoque real en lo que se quiere lograr, pero además de eso tener un plan de acción sería la manera de poder alcanzar lo más rápidamente posible la flexibilidad que tu organismo necesita para desarrollar la cetosis.

Ciertamente todo esto se trata de un proceso realmente científico pero que no requiere de un alto conocimiento o destreza, pues llevado a la práctica es realmente sencillo lograrlo, teniendo estos pasos básicos y tan sencillos para darle inicio a tu proyecto quisiera preguntar ¿Qué estás esperando, lo tomas o lo dejas?

De esa manera vamos a avanzar al siguiente capítulo en el que seguirás encontrando lo que necesitas saber para llevar a cabo los consejos que te he dejado en este capítulo.

CAPÍTULO 4

ALIMENTOS CETOGÉNICOS

Ya se ha dicho en capítulos anteriores muchos datos sobre la consideración que se debe tener de los alimentos que se deben tomar en cuenta en los pasos previos al inicio de la dieta cetogénica, por ejemplo en el capítulo anterior estaba mencionando acerca del plan de compras y el plan de almacenamiento de los alimentos que se requieren en la despensa para llevar cabo esta meta.

Por ello es por lo que durante este capítulo quiero despejar cualquier duda y aclarar todo lo relacionado a cuáles son esos alimentos que puedes considerar para llevar a cabo la dieta cetogénica, pero no solo eso también vamos a ver esos alimentos que debes tener en la lista de prohibidos y que de lo contrario pueden hacerte perder la cetosis

Grasas y aceites

¿Acaso habrá un mayor potenciador del sabor que la grasa? La grasa es el ingrediente perfecto para darle mayor sabor a la comida y sobre todo el elemento principal que podemos ver como beneficio extra en la dieta cetogénica es su capacidad de generar una enorme sensación de llenura y saciedad.

Estoy convencido que puede resultar un poco complejo y contradictorio para aquellas personas que no están acostumbradas a ingerir grandes grasas en sus comidas, sin embargo, es importante aclarar que no hay nada qué temer, las grasas naturales son muy buenas para el organismo, y mucho más en este momento que se inicia la cetosis, recuerda que es justamente la grasa la que se convertirá en el generador de energía para el organismo.

Antes de pasar a mencionar esos alimentos que puedes, pero incluso debes comer en la dieta cetogénica quiero despejar cualquier duda y para ello es preciso que inicialmente te hable de los beneficios que otorga al cuerpo el consumo de alimentos altos en grasas.

- Lo primero que quisiera señalar del consumo de alimentos grasos es que permite la absorción por parte del organismo de las vitaminas liposolubles, es decir que el cuerpo asimila de manera más eficiente las vitaminas A, E, D y K

- Por otro lado, las grasas ayudan a prevenir enfermedades, efectivamente y contrario a lo que muchas corrientes pregonan normalmente, componentes grasos tal como el omega 3 poseen un efecto antiinflamatorio que es de enorme beneficio para el buen funcionamiento del cerebro. Pero además de eso es eficiente para mantener a raya enfermedades relacionadas con el corazón, arteriosclerosis y otras patologías de acuerdo con conclusiones llegadas por parte estudios realizados por The American Journal Clinical Nutrition en un estudio publicado el 1 de enero del año 2000

- A estos beneficios que acabo de mencionar le

sumaremos el hecho de la mejora del rendimiento físico que representa el consumo de grasas, esto debido al incremento de la fuerza y desde luego la mejora de la coordinación motora.

- Indudablemente una de las mejores razones es la excelente relación que existe entre el consumo de grasas y una excelente condicione en el funcionamiento sexual, la escasez de grasas en el organismo puede suponer algunos cambios endocrinos en el organismo lo que culminaría por convertirse en algún tipo de complicación de las funciones sexuales.

A continuación, estaré detallando una lista muy detallada con algunos de los alimentos grasos que son aptos para comer en la dieta cetogénica, pero además estaré dejando una reseña o pequeño cometarios importantes y seguramente de alto interés sobre cada uno de los ingredientes que iré enumerando a partir de este momento.

- Aceite de nueces

Una de las principales características del aceite de nueces es su alto componente de omega 3 de origen vegetal por lo que representa uno de los mejores alimentos para mantener un buen estado de salud cardiovascular, además de esto es uno de los alimentos que mejor ayudan a reducir el alto nivel del colesterol.

- Aceite de oliva virgen extra

Este alimento es un gran beneficio para el sistema circulatorio de hecho el aceite de oliva virgen extra reduce en un 66% las posibilidades de sufrir algún tipo de afecciones circulatorias en las extremidades del cuerpo.

Gracias al alto número de antioxidantes que posee el aceite de oliva virgen extra este posee la capacidad de fortalecer el sistema inmunológico del ser humano. Son solo un par de la enorme cantidad de beneficio que ofrece este ingrediente protagonista de la dieta cetogénica en nuestro organismo.

- Aguacate

Este es el mejor componente para acompañar las ensaladas, de la cantidad de beneficio que puede adjudicársele a este alimento fantástico voy a señalar en este momento la más importante y es su capacidad de generar un estado de saciedad maravilloso en el organismo lo que es un gran beneficio para llevar a cabo la dieta cetogénica.

- Aceite de coco

Este ingrediente es un excelente hidratante para la piel, pero además de esto el aceite de coco mejora el sistema inmunológico, este debe ser tu acompañante perfecto desde el principio de la dieta cetogénica, será uno de los mejores componentes para enfrentar aquellos días en los que el organismo pueda presentar algún tipo de debilidad como efectos que mencioné en capítulos anteriores.

- Mariscos

No cabe duda de que la dieta cetogénica es altamente atractiva y realmente una maravillosa oportunidad de perder peso sin perder la alegría de comer mucho de los platos favoritos. Los mariscos son en definitiva uno de los alimentos más codiciados por algunos, no solo por los beneficios, sino por su delicioso sabor y por lo versátil que suele ser a la hora de preparar.

Es alta la variedad de estos alimentos proteicos y su uso muy variado, se trata de las gambas, mejillones, cangrejos, langostas, ostras, almejas entre otros. Los puedes utilizar en sopas, guisos, ensaladas, como aperitivo o plato fuerte.

Los mariscos son una fuente maravillosa de vitaminas como la vitamina A, B, D, y la vitamina E, pero además de ser una fuente óptima de proteínas, aporta beneficios a tu cuerpo como yodo, selenio, calcio, y fósforo, pero eso no es todo, contiene ácidos grasos como el omega 3.

Tal como mencioné, su delicioso sabor es uno de los mejores atractivos y lo fácil que resulta prepararlo, la cantidad de platos que se pueden elaborar con este tipo de alimentos y lo fácil que resulta para la digestión.

- Pescado

Ya hemos hablado de este alimento en el espacio de los alimentos grasos, sin embargo, en este momento es preciso mencionar nuevamente debido a los aportes desde la óptica nutricional que puedes obtener de este.

Como ya he mencionado antes, algunas versiones de pescado de alto contenido graso son portadores de una buena cantidad de omega 3, sin embargo, en mayor o menor medida este es macronutriente que siempre vas a encontrar en esta forma de proteína, pero además de eso como en el caso de los mariscos contiene cantidades interesantes de vitaminas como la A y la vitamina D, zinc, selenio, iodo, hierro y fósforo.

No en vano la organización mundial de la salud recomienda encarecidamente el consumo de este alimento, ya que se sabe que el consumo de pescado de forma constante y moderada ayuda a prevenir patologías relacionadas con el corazón, el cáncer y algunas otras enfermedades.

También se trata de un alimento de muy fácil digestión y es espectacular para ser completamente creativo, pues la cantidad de preparaciones que puedes llevar a cabo con este ingrediente será suficiente para que jamás te sientas aburrido de llevar a cabo tu régimen cetogénico, en los capítulos posteriores estaremos viendo interesantes y muy deliciosas recetas con pescado que sin duda te encantará.

- Mantequillas de frutos secos

Esta modalidad de proteína es una de las

presentaciones más deliciosas y muy útiles para aplicar en el régimen de dieta cetogénica, su aporte de grasa es muy alto lo que incrementa los beneficios.

La mantequilla de frutos secos se prepara a partir de la trituración de frutos secos el resultado de este proceso es efectivamente un untable a manera de mantequilla con un contenido graso muy elevado, se puede elaborar a partir de frutos como la almendra, la avellana, la nuez de macadamia, la pecana entre otros, en cuando a sus aportes nutricionales está comprobado que son una fuente maravillosa de minerales como el potasio, magnesio, además cuenta con un generoso aporte de fósforo, hierro, calcio entre otros.

En cuanto al aporte vitamínico de este manjar no se queda en el rezagado, pues las mantequillas de frutos secos contienen una cantidad considerable de vitaminas como la B1 y B3, pero lo mejor de todo es que estas mantequillas conforman una de las fuentes más generosas de vitamina E en el mundo vegetal.

Algunos nutricionistas recomiendan sobre todo luego de la práctica de ejercicios físicos el consumo moderado de esta mantequilla por ser una excelente presentación de proteína de origen vegetal, para adelgazar sin duda que es una de las mejores recomendaciones ya que su alto contenido de fibra es una de las maneras más efectivas de generar sensación de saciedad y controlar el tráfico intestinal.

Las presentaciones más populares de esta mantequilla son las hechas a base de castaña, la mantequilla de nuez al igual que la nuez de Brasil, la muy querida por todos mantequilla de maní, de pistachos, maní con coco entre otras.

- **Vegetales**

A la hora de elegir los vegetales o verduras que vas a

agregar a tu dieta cetogénica debes asegurarte de que se traten de las verduras crucíferas, es decir aquellas que se cultiva sobre el suelo, preferiblemente verdes y aquellas de hojas vienen a representar una excelente opción.

Lo más importante en este sentido es que las verduras crucíferas son de muy bajo contenido de hidratos de carbono, pero además esto su calidad nutricional es muy amplia, con ellos puedes elaborar ensaladas o versiones de platos tradicionales a base de procesados, pero creando una versión muy natural y deliciosa sin comprometer tu esfuerzo en el plan de ayuno, ejemplo de lo que digo puede ser la lasaña a partir de vegetales como la berenjena o espagueti de calabacín.

Con estos vegetales también puedes preparar infusiones que pueden ayudarte a combatir patologías incluso a prevenirlas, lo cierto es que cuando de sabores hablamos, se convierte en uno de los mejores abanicos de oportunidades, pues en el mundo vegetal vas a encontrar una gran variedad de posibilidades en cuanto a preparaciones y fusiones de sabores de manera que este ingrediente viene a formar parte de una de las mejores oportunidades de enriquecer tu dieta.

De manera que, con la lista de preparaciones que estaré compartiendo en futuros capítulos y un poco de determinación podrás llevar a cabo una muy amplia variedad de deliciosas preparaciones y platos fantásticos, por el momento quiero enumerar la lista de todas esas verduras que puedes, pero además debes consumir durante un régimen cetogénico.

- Espinaca

Es importante que al considerar la espinaca estés seguro de consumirla cruda, la espinaca está reconocida como una de las mejores fuentes de calcio, incluso por encima de la leche, en solo 100 gramos de espinacas encontrarás un aproximado de 181 mg de calcio.

Fuera de todo eso, la espinaca es un alimento con muy bajo contenido de carbohidratos y favorece las cantidades de proteínas, posee un muy alto contenido de agua aparte que es una rica fuente de ácidos grasos como el omega 3 que como ya sabemos es un aliado fantástico de la dieta cetogénica, en cuanto a los minerales que posee esta hoja maravillosa se encuentra el hierro, fósforo, potasio, el magnesio y como ya he mencionado su gran contenido de calcio es genial.

Una de las cosas que también hace maravillo que la espinaca se encuentre en la lista de alimentos permitidos dentro de la estructura cetogénica es la posibilidad de encontrar una muy rica fuente de vitaminas tales como la vitamina A, C, E y la vitamina K, pero no es todo, puedes encontrar también en esta hoja tan maravillosa las vitaminas del complejo B, incluyendo incluso el ácido fólico.

- Acelga

Un aliado indudable de la salud ósea indiscutiblemente es la acelga, su alto contenido de vitamina K y calcio es la causa principal de favorecer la salud de los huesos. Sin duda que añadir a tu dieta cetogénica una buena cantidad de acelga será una forma muy saludable de perder peso, esta verdura es capaz de aportar una gran sensación de saciedad y desde luego el muy bajo aporte calórico lo hace uno de los más recomendados a la hora de incluirlo en infinidad de modelos nutricionales como el caso de la dieta cetogénica.

Este vegetal de hoja verde contiene gran cantidad de fibra por lo que además de la saciedad que antes mencioné también aporta un gran beneficio para el tránsito intestinal, favoreciendo desde luego la digestión, ayuda a evitar el estreñimiento y afecciones como la diarrea.

Algunos nutriólogos y especialistas recomienda la ingesta periódica de la acelga para controlar algunas patologías relacionadas con el corazón, por ejemplo la acelga es una reguladora por excelencia de la presión arterial, por lo que consumirla continuamente puede ayudarte a prevenir accidentes cerebrovasculares, la arterioesclerosis y ataque cardíacos, su contenido de cobre y de hierro regulan de manera eficaz la circulación de la sangre y la vitamina K que se encuentra en ella es perfecta para una buena coagulación de la sangre.

- Brotes (germinados)

Hablar de germinados es hablar de casi cualquier semilla, puedes germinar casi de todo y es realmente fácil y delicioso, aunque en la actualidad es realmente poco necesario hacerlo en casa ya que en cualquier venta de hortalizas y verduras encontrarás paquetes listos de deliciosos germinados listos para llevar.

Al igual que nuestro organismo, las semillas necesitan para poder desarrollarse en forma de plántula de manera adecuada hidratos de carbono, proteínas, grasa y desde luego vitaminas y minerales. En medio de ese proceso de germinación vamos a encontrar que las proteínas sufren una separación en sus aminoácidos esenciales, esto es lo que tu organismo necesita para favorecer una buena digestión, de manera que tienes la garantía de que al consumir periódicamente brotes podrás ir mejorando de forma progresiva cualquier tipo de trastorno de la digestión que puedas estar padeciendo.

- Brócoli

Quiero hablarte un momento de este otro vegetal que está incluido en la lista de los alimentos cetogénico y por lo tanto puedes y debes comer, inicialmente hablar de las propiedades del brócoli es vital para iniciar haciéndonos una pequeña idea de todo lo que nos ofrece.

Lo primero que quisiera resaltar es la gran cantidad de vitamina C, de hecho, es conocido como el rey de la vitamina C, si eres de las personas que acostumbra a tomar el zumo recién exprimido de la naranja para no perder las propiedades vitamínicas, quiero invitarte a que en lugar de ello te comas un buen desayuno con brócoli y disfruta más del doble de la cantidad de vitamina C que encuentras en una naranja.

El brócoli es uno de los alimentos más recomendados como agentes de prevención del cáncer, esta verdura verde cuenta con muchos agentes anticancerígenos que dicho sea de paso se potencia de manera fantástica con la cantidad de vitamina y minerales que posee como el potasio o el zinc.

Está recomendado para la prevención fundamentalmente de cáncer en el caso femenino el de útero y de mama, pero además en el caso de los hombres es ideal para la prevención de cáncer de la próstata. En sentido general este maravilloso alimento de la dieta cetogénica está recomendado para evitar cáncer de órganos internos como el hígado o el colon.

La lista de beneficios para la salud que se consigue en el brócoli es verdaderamente amplia y hace que realmente sea una verdadera lástima el poco enfoque que se tiene en este alimento en nuestro menú familiar, por ejemplo, una dieta que incluya de forma corriente buena presencia del brócoli en el menú es una manera no solo de saciar de manera deliciosa el hambre, sino que además es una manera de mantener los huesos saludables, esto se debe a su alto contenido de fósforo y zinc, pero también contiene magnesio y calcio en buenas proporciones.

Es útil para la salud de la vista y la salud de la piel,

ayuda a prevenir la anemia, igualmente es excelente para aliviar a las personas que tiene problemas de estreñimiento, y es sumamente útil para fortalecer el sistema inmunológico.

En fin, no solo vas a perder peso aplicando la dieta cetogénica, sino que al cambiar de manera tan efectiva las características de tu alimentación estás jugando inteligentemente a favor de tu salud.

¿Seguirás viendo al brócoli como a la cenicienta del menú?

- Repollo (col)

La col o conocida en un alto número de países suramericanos como repollo es un ingrediente fundamental en muchos platos, es un ingrediente maravilloso para ensaladas tanto crudas como cocidas que juega perfectamente en la combinación de muchos platos, esta verdura con un alto contenido de agua si lo ves de manera objetiva puede ser uno de tus mejores aliados en la dieta cetogénica.

El repollo fusiona muy bien con aderezos como mayonesa, pero incluso puedes cocinarla con muchos de tus ingredientes proteicos jeto y seguirás disfrutando de las virtudes de este vegetal con el plus del sabor que le agregues de tu proteína, por ejemplo un salteado de cerdo y repollo con salsa de soya y jengibre estarán increíble, mantente atento a nuestro recetario en el que estaré dando el paso a paso para elaborar este sencillo pero sumamente delicioso platillo que bien puede servirte como aperitivo o plato principal.

- Ajo

"Ajo cebolla y limón y olvídate de inyección" este es el ingrediente favorito, y a veces veo con cierto recelo a aquellas personas que no les gusta el ajo, no resisto la tentación de preguntar ¿Qué pasa en la mente del que o le gusta ajo? Si tenemos que señalar algunos ingredientes como maravillas del mundo gastronómico sin duda el ajo puede estar perfectamente en los primeros lugares.

Es un excelente ingrediente para sazonar tus alimentos, juega perfectamente con casi cualquier otro ingrediente, pero además es una estrella individual también, puedes hacer cremas y sopas de ajo, entre otras.

A pesar de todo lo que ya he mencionado la verdad es que es lo menos importante, las propiedades medicinales del ajo son innumerables, se puede escribir todo un libro solo acerca del ajo y no completarlo con un volumen.

Incluso registros aseguran que en la antigüedad Hipócrates, padre de la medicina recomendaba el consumo de ajo para tratar varias enfermedades.

El ajo es uno de los alimentos que mejor trabaja en la regulación del colesterol así que indudablemente el ajo es el mejor aliado para la prevención de enfermedades cardíacas, igualmente y en la misma dirección, el ajo es un excelente regulador de la presión sanguínea, por lo que incluso algunas personas suelen consumirlas incluso a manera de pastillas.

Los antioxidantes que forman parte del ajo son los que hacen que sean recomendables para actuar en función de la prevención del alzhéimer al igual que es recomendado para la demencia senil.

Por su parte también contiene cantidades muy considerables de vitamina C, manganeso y vitamina B6, muchas personas aseguran que el ajo es un producto medicinal excelente para combatir enfermedades contagiosas como hongos y bacterias.

Por otro lado, el ajo es perfecto para mejorar la circulación de la sangre, es perfecto para fortalecer el sistema inmunológico, es una fuente natural y generosa de vitaminas A, B y C las que en conjunto trabajan de manera eficaz en regular las funciones hepáticas.

Igualmente es recomendado para descongestionar, para esos días de frio en los que muchos suelen sufrir de verdaderos problemas con el sistema respiratorio o acumular mucha flema este ingrediente fantástico es ideal para esos momentos.

En fin, son muchos los beneficios de este amigo de la dieta y la salud, un ingrediente ideal y uno de los mejores acompañantes de la dieta cetogénica, dale sazón, ponle sabor a todo lo que prepares en las recetas que estaremos desarrollando, con el rico sabor del ajo.

- Coliflor

Algunos suelen despreciarlas debido a la tendencia de este alimento de generar problemas de flatulencia, sin embargo, seria como no querer comer porque luego tienes que ir al baño, es decir, ignorar los grandes beneficios de este alimento maravilloso, delicioso y versátil por el tema de la generación de gases es una completa incongruencia.

Sin embargo, hay que considerar la importancia y por esto me gustaría señalarte la manera de evitar que al consumirlas tengas este tipo de problemas.

Uno de los métodos es muy sencillo, consiste solo en marinar la coliflor mientras está aún crudo en vinagre y ajo por al menos cuatro horas, lo ideal es que lo dejes en la noche dentro de la heladera con esta marinada, y no solo evitará que presentes problemas de gases, sino que además te ayudará a combatirlos.

La coliflor un alimento que contiene mucha agua, aunque quizás en poca proporción también puedes encontrar magnesio, pero además potasio y calcio.

Posee igualmente alto contenido de ácido ascórbico así que igualmente se traduce en mejoras del sistema inmunológico, ideal para los niños en proceso de crecimiento, pero sobre todo para aquellos que durante el periodo de lactancia haya presentado alguna dificultad y no hayan podido consumir de cantidades idóneas de leche materna.

Igualmente, ideal para elaborar platillos interesantes y deliciosos dentro de la dieta cetogénica como un delicioso pastel de carne con coliflor, igualmente estará incluido en la lista de recetas.

- Calabacín

Magistral ingrediente en nuestro régimen de alimentación jeto, una de las maneras más prácticas de sorprender a tus invitados que puedan tener dudas de lo fantástico de la dieta cetogénica, en primer lugar, su alto contenido de agua, 95% del calabacín es agua, y está perfecto para hacer sopas, cremas, pero igualmente hornearlos relleno, guisos ensaladas y más.

En cuanto a su aporte y beneficios es importante señalar que la cantidad de agua que lo compone lo convierte en un aliado importante para la pérdida de peso, ya que su aporte calórico es realmente insignificante, y al igual que mucho de nuestros ingredientes anteriores posee buena cantidad de calcio, fósforo, potasio y otros minerales esenciales para nuestro organismo.

Al igual que vitaminas fundamentales como A, C y vitamina B3, es rica en fibra, pectina, celulosa y más. Por todo lo anterior es recomendable incluirlo en el menú constantemente para controlar el colesterol, su alto contenido de antioxidante es uno de los mejores remedios contra el envejecimiento, ayuda a combatir el acné y desde luego aporta mayor salud a la piel.

Son estas solo algunas de las propiedades y por lo tanto las razones por las que es importantísimo incluirlo en nuestro menú, igualmente encontrarás más adelante ricas recetas hechas con calabacín.

- Lechuga

¿Aburrido? Hablar de lechuga es una manera práctica en el que la mayoría de las personas asocian inmediatamente con ensaladas, y aunque sí, es cierto que la lechuga puede resultar un ingrediente clásico en la preparación de diversos tipos de ensaladas que por cierto te estaré enseñando en las 101 recetas, existen muchas presentaciones de platos incluso bebidas que van más allá de las tradicionales recetas.

Pero a pesar de lo dicho anteriormente hay que romper algunos paradigmas fundamentales con el tema de las ensaladas, ya que una de las maneras más deliciosas de disfrutar de un alto contenido graso en el régimen de la dieta cetogénica será sin duda alguna junto a ensaladas.

Puedes aderezarlas con una considerable cantidad de aceite bien sea de oliva o de coco, comes un alimento que es en exceso saludable y gracias a esa posibilidad de combinarla con buen aceite tendrás de una manera muy practica una sensación de saciedad fantástica sin apelar necesariamente al consumo de carbohidratos.

La lechuga es una de las mejores fuentes de las que podrás obtener mucho hierro, por lo que es perfecta para combatir la anemia, pero además es uno de los mejores proveedores de antioxidantes, así que comer lechuga es una de las maneras de controlar el colesterol alto.

Recomendable ciento por ciento para pacientes diabéticos ya que este ingrediente de la dieta cetogénica ayuda a controlar los niveles de glucosa en la sangre, debemos agregar a esto los altos beneficios para el sistema óseo por su alto contenido de vitamina K ayuda a prevenir enfermedades como la osteoporosis.

Incluso el alto contenido de elementos como el selenio es recomendado para prevenir algunos tipos de cáncer de pulmón, al igual que próstata y colón.

Estoy seguro de que después de todo esto verás la lechuga con otros ojos y luego que te presente las maneras tan prácticas de preparar platos a partir de la lechuga todas las ideas en este sentido cambiarán.

- Endivias

Este ingrediente parecido a la lechuga y de sabor un tanto amargo es perfecto para elaborar platos de contrastes, pero en el caso del propósito fundamental de la dieta cetogénica está perfecto ya que justamente la endivia es utilizada por sus propiedades fantásticas que aportan gran ayuda a la intención de perder peso.

Los principales componentes de las endivias son agua y fibra, de manera que el aporte calórico de este vegetal es verdaderamente insignificante, es útil para regular problemas de estreñimiento y de igual manera los problemas con gases intestinales.

Las endivias contienen una buena cantidad de minerales como fósforo, calcio y magnesio, y poseen también una buena cantidad de vitamina A.

- Frutas

A la hora de considerar algunas frutas en el régimen de dieta cetogénica debes considerar lo siguiente, las frutas suelen considerarse las golosinas de la naturaleza, estos están compuestos por una gran cantidad de azúcar por lo que hay que ser cuidadoso a la hora de elegirlos, recuerda que en la dieta cetogénica estamos cambiando la glucosa por grasa que resultará la fuente de energía que utilizará el cuerpo en adelante.

Sin embargo, existen algunas frutas que pueden perfectamente utilizarse como un ingrediente para la dieta cetogénica sin ningún problema, siempre y cuando lo hagas de forma moderada en algunos casos, mientras que otras frutas como por ejemplo el aguacate es un perfecto aliado para la dieta cetogénica y puedes comerlo en buenas cantidades.

- Aguacate

Ya en otro apartado hablé un poco sobre este ingrediente delicioso, y para los fines de la dieta cetogénica sin duda que es un buen amigo, el aguacate es una fruta con un gran contenido de grasa que por cierto es lo que estamos buscando para lograr el desarrollo eficaz de la cetosis.

En cuanto a manera de consumirlo existen muchas formas y cada una muy creativa y deliciosas, para tus desayunos jeto lo puedes incluir, pero también puedes utilizarlo para preparar bebidas en compañía con otra de las frutas que estaré indicando a continuación los que por su aporte de azúcar deben consumirse en bajas cantidades, de manera que el aguacate se convierte en perfecto aliado.

El aguacate indudablemente es una enorme fuente de energía y ofrece un aporte enorme de nutrientes, por ejemplo, puedes encontrar en esta fruta una buena cantidad de vitamina B5 y B6, también posee vitamina E, K y C.

Pero entre las principales razones para consumir el aguacate está el hecho de su cualidad de aumentar el colesterol bueno por lo cual es recomendable para la salud del corazón.

El consumo de extracto de aguacate puede ayudar a prevenir el desarrollo de células cancerígenas en la próstata.

Hay muchos más elementos importantes e interesantes de aguacate que se pueden agregar a una lista que se convertiría en enorme, así que sin duda alguna el aguacate es el mejor amigo de la dieta cetogénica, ¿Por qué? Es fácil, puedes comerlo en buenas proporciones, tanto como plato principal, aperitivo, en ensalada o bebida, su aporte de carbohidrato es realmente bajo, su contenido graso es alto ideal para la cetosis, y los beneficios para tu salud también resultan en gran número.

Así que puedes darle rienda suelta a la creatividad y prácticamente no limitarte cuando de comer aguacate se trata.

- Limón o lima

El limón es una fruta que resulta contar con una enorme fama justamente por los componentes y sus cualidades medicinales, sin embargo, este no es la única razón por la que puedes usarlo, sino que es un ingrediente delicioso para preparar algunas salsas como por ejemplo una salsa menier para el pescado.

Pero incluso puedes prepararlo como jugo y usarlo como un buen elemento refrescante para las tardes de verano y endulzas con stevia para no poner en riesgo el proceso de cetosis, así que este ingrediente es ideal para nuestro menú, y pronto te estaré dando algunas buenas recetas con este ingrediente fantástico.

En cuanto a sus aportes vitamínicos el limón es un campeón con relación a vitamina C esto lo hace uno de los aliados para fortalecer el sistema inmunológico, pero, aunque esto es lo que hace más famoso al limón o la lima la verdad es que esta pequeña fruta al alcance de todos es un buen componente para proteger las células y las fibras del cuerpo.

De hecho, el alto contenido de esta fruta como es el limón, que es el que les aporta el olor característico a casi todos los cítricos es una de las vías para evitar el padecimiento de las enfermedades degenerativas, algunas enfermedades de la vista como cataratas, ayuda a prevenir algunos tipos de cáncer y también los infartos.

Tomate

En sus diferentes presentaciones el tomate es un

ingrediente fantástico para la dieta cetogénica, aparte de su delicioso sabor tanto crudo como cocido el tomate aporta grandes beneficios para tu organismo.

Es un alimento muy versátil puedes usarlos como componente para tus ensaladas, igualmente puedes preparar deliciosas salsas como la napolitana para llevar a cabo algunas recetas como la pizza jeto o un pollo a la parmesana o la italiana.

- Fresa

A pesar de estar permitida es una de las versiones con las que debes tener especial cuidado en no hacer un uso abusivo de este, sin embargo, es un buen aporte para tu dieta, te brinda la oportunidad de hacer algunas variaciones muy positivas para tu menú.

Esta fruta puedes usarla desde luego para realizar algunas bebidas igualmente salsas para tus comidas incluso incluirlo en las ensaladas.

De esta manera he querido hacer una lista bien extensa de los principales alimentos que puedes incluir en tu menú a la hora de llevar a cabo la dieta cetogénica, la intención es poder despejar cualquier duda que haya en ese sentido al momento de iniciar tu dieta jeto.

Y digo principales ya que son los componentes que normalmente son considerados a la hora de diseñar el menú que fijará los platos que se prepararán cada día, pero claro que no son los únicos, aún hay más tela que cortar de esto.

CAPÍTULO 5

AMPLIANDO EL MENÚ CETOGÉNICO

Efectivamente una de las cosas que más controversial suele ocasionar para algunos cuáles son los alimentos que se deben y los que no se deben comer al momento de iniciar la dieta cetogénica, por esto acabo de enumerar en el capítulo anterior con mucho detalles los que si puedes, sin embargo en realidad no son todos hay muchos otros que te mostraré de manera más genérica a continuación.

En cuanto a lo que ya veníamos viendo, en el tema de las frutas puedes considerar al igual que las que ya mencioné, algunas frutas como los arándanos, las fresas y las moras.

En medio de los que te mencioné antes están incluidas

de alguna manera algunos ingredientes como las semillas y nueces que al igual que su uso para elaborar mantequilla también te puede servir para consumirlo de forma natural, pero hay otros tipos de alimentos que puedes utilizar.

Pero en este capítulo quiero hacer un listado de otros alimentos que pueden considerarse como aquellos compañeros de los principales de la dieta jeto pero que no dejan de ser importantes, me refiero a salsas, algunos extras de tu despensa y los que usarás para preparar esas delicias cetogénicas que van al horno.

Aderezos y salsa

Los aderezos son una fuente muy rica de energía para el organismo, y un aliado perfecto para llevar a cabo la dieta cetogénica, por lo general están hechos a partir de componentes grasos como el aceite o la mantequilla.

Igualmente se pueden desarrollar emulsiones a base de huevo que sirven para aderezar las ensaladas, un ejemplo de lo que hablo es el caso de la ensalada césar jeto, de la que te estaré hablando más adelante.

¿Qué aderezos puedo comprar en el súper?

Es importante en este momento que haya un especial cuidado en leer las etiquetas ya que muchos de los aderezos u otros productos que incluso estén recomendado aquí puede traer componentes que no benefician en nada la dieta cetogénica y más aún los pueden hacer perder, por ejemplo la salsa kétchup es una salsa muy alta en azúcar, entonces puedo recomendar que uses mostaza por su bajo contenido calórico, pero la verdad es que puede estar engañosamente endulzada y perjudicas tu proceso de cetosis.

Entonces lo recomendable será usar mostaza de Dijon, pero además te agregaré una lista de algunos de los aderezos que son útiles en este para la dieta cetogénica.

- Salsa holandesa, a base de mantequilla clarificada.

- Salsa de guacamole una manera deliciosa de comer aguacate.

- Alioli, con el ingrediente estrella el ajo y aceite de oliva.

- Salsas a base de tomate para preparaciones como una pizza jeto.

- Aderezo de queso azul.

- Fondue de queso

- Bechamel jeto

Así como las que acabo de mencionar pueden surgir una innumerable cantidad más de salsas. Todo va a depender desde luego del nivel de creatividad y el deseo de innovar. Lo importante es respetar algunos asuntos importantes como los ingredientes que puedes usar y los procedimientos, pero ya al ver al ver cuáles son los elementos que están permitidos no queda más que tratar de experimentar un poco.

Bebidas aptas en dieta cetogénica

Me gustaría iniciar por las bebidas que no debes tomar, inicialmente debes dejar de lado de forma definitiva todo lo que tenga que ver con bebida cargadas de azúcar, tal es el caso de las gaseosas, incluso en el caso de aquellas bebidas que aseguran ser light lo mejor es dejarlas de lado.

Los jugos a base de frutas igualmente, recuerda que las frutas suelen ser un depósito muy grande de glucosa de manera que no está recomendado en esta oportunidad, bebidas alcohólicas están completamente prohibidas sobre todo la cerveza.

Sin embargo, si eres de las personas que les resulta imposible vivir sin un vaso de jugo en la mesa, puedes tomar algunos ejemplos como los de la lista de frutas permitidas y aprovechar hacer algunos jugos creativos, sobre todo el limón endulzado con stevia resulta una muy buena opción.

- El té verde aparte de refrescante es altamente medicinal

- Té rojo o té chino conocido como el té de la nobleza, es también muy buen digestivo

- Infusiones a partir de los ingredientes incluidos en verduras y algunas hierbas permitidas.

- Caldo de huesos muy útil para la hidratación en caso de perder electrolitos

- Café sin azúcar

- Desde luego mucha agua

- Bebidas prebióticas que te pueden ayudar a mejorar la salud intestinal.

Endulzantes

En este sentido debes primero que nada decirle no, pero de manera rotunda al azúcar, es importante que recalcar el hecho del porque se está abandonando los hidratos de carbono y es justamente por su cualidad de convertirse en glucosa es decir azúcar, de manera que consumir azúcar es una forma de ahorra el trabajo el organismo y darle más glucosa de mejor calidad con lo que jamás logrará entrar en cetosis.

Otro endulzante que debes evitar a toda costa es el agave, es cierto que tiene muy bajo nivel de índice glicémico, sin embargo, este ingrediente no es nada inofensivo ya que tiene un alto contenido de fructosa y entre otras cosas hay que tener cuidado ya que esta es una de las formas de generar mayor ansiedad al organismo por los dulces y finalmente azúcar as que puedes convertirlo en tu generador de tentación.

La miel de abeja tampoco es opción, es cierto que es natural y no está procesada sin embargo es igual de cierto que posee un alto contenido de carbohidratos y un muy alto índice glucémico en la sangre, de manera que es una forma indudable de perder la cetosis. No caigas en trampas como el jarabe de arce, azúcar de coco u otro, para que tengas mayor seguridad y puedas estar tranquilo lo mejor es ante cualquier producto en oferta habla con tu nutricionista y asesórate con él.

Pero para evitar cualquier inconveniente lo mejor que puedes hacer y desde luego lo más recomendable es jugar a la segura, considera la lista de los que sí es completamente seguro que puedes utilizar sin que representen un riesgo para el efecto de tu cetosis.

- **Stevia:** encabezando la lista está y con razón esta maravillosa planta, la stevia es un edulcorante que no es nutritivo, esto quiere decir que no aporta sino más que sabor así que es una fuente maravillosa de disfrutar dulzor en tus preparaciones sin alterar su composición.

- **La sucralosa:** este ingrediente no se metaboliza, así que tras su ingesta este pasa por tu cuerpo sin ser digerido, esto es beneficioso porque evitará agregar a tu preparación ningún ingrediente que pueda comprometer tu cetosis. Lo mejor de la sucralosa es que no tiene la tendencia a generar ese sabor semi amargo que poseen mucho de los edulcorantes.

- **Eritritol:** este es una especie de alcohol de azúcar, el Eritritol contiene una especie de compuesto cuyo objetivo es lograr la estimulación de los receptores de sabor dulce de la lengua, logrando así una imitación muy cercana al sabor de la azúcar con la ventaja de que el aporte calórico es muy bajo.

- **Xilitol:** este es otro alcohol de azúcar y el efecto o trabajo que realiza es similar al caso anterior, suele ser tan dulce como el azúcar, pero es muy práctico ya que no aumenta y nivel de azúcar en la sangre.

Ingredientes para Hornear

Estoy convencido que seguramente ya te has encontrado con un buen número de recetas que jeto que incluyan horneados, de hecho, si eres un amante del horno puede suceder que te preocupe esto a la hora de considerar la idea de llevar a cabo una dieta cetogénica, y es completamente normal.

Es verdad que estamos dejando de lado toda una serie de alimentos como harinas refinadas que en regla general son las que se pueden utilizar para elaborar grandes preparaciones para el horno.

Existen varias maneras de harinas que puedes conseguir para hacer preparaciones muy deliciosas al horno y desde luego ya las estaré mencionando, pero una de las características de estas harinas es que carecen de gluten y es en este punto donde se presenta el inconveniente a la hora de hornear, lo bueno es que todo tiene solución.

Al carecer de gluten y no encontrar que las harinas mezclen puedes usar uno de los elementos que sin duda componen esta lista como es la cáscara de psyllium, esta posee una gran cantidad de fibra que por cierto resulta soluble en agua, mucilagos y además glucósidos. Este ingrediente es el mejor sustituto que podrás encontrar para el gluten y servirá para que tus horneados estén perfectos.

Esta es la lista general de los ingredientes que te servirán para trabajar con preparaciones a horno sin comprometer tu cetosis y los resultados esperados al llevar a cabo una dieta cetogénica.

- Crémor tartar, especial para elaborar bizcochos, merengues natas entre otros.

- Harina de almendra es el mejor sustituto para la harina tradicional.

- Harina de coco a partir de la pulpa de coco es ideal para la pastelería jeto y puedes usarla para hacer ricos panes y tortas.

- Harina de lino o conocida como linaza también es muy útil para elaborar buenas preparaciones de la pastelería jeto.

- La nuez de macadamia es un ingrediente muy sutil para reparar postres y panes, su sabor dulce y suave lo hace sumamente atractivo.

- La cáscara de psyllium, ya mencioné en la introducción su gran utilidad dentro de la pastelería y panadería cetogénica.

Son estos los principales productos que puedes utilizar y a partir de los cuales puedes desarrollar interesantes interpretaciones de una nueva, pero en auge forma de pastelería y panadería, cada vez son más personas que se están interesando por este modelo de propuesta alimenticia y por supuesto la oportunidad de hacerlo con deliciosas preparaciones lo convierten en un modelo cada vez más atractivo.

Otros artículos de despensa

Quiero dedicar este pequeño espacio para enriquecer tu despensa con una serie de productos y artículos que sin duda serán un aporte adicional para encontrar la variedad que esta necesita para convertir la dieta jeto en algo fuera de la idea de lo aburrido o ese pensamiento de frustración que genera casi siempre la idea de dietas.

Es que efectivamente hablar de dieta en la mente de muchas personas suele identificarse como algo doloroso, frustrante, y sobre todo la imagen mental que normalmente está relacionada con dieta es ensaladas y todo completamente ligero.

Quesos

Para los amantes del queso, esto seguro les encantará puedes seguir disfrutando de tu manjar favorito, pero no solo eso, sino que puedes comer muchas de sus más deliciosas variedades como quesos cremosos, suizo, mozzarella, mozzarella de búfala. Pero también quesos duros y grasos como el queso parmesano, manchego, peccorino entre otros.

Enlatados

Desde luego que enlatados también se pueden utilizar, por ejemplo, algunos pescados como las anchoas, el atún o sardina, aquellas versiones de cangrejos, pero también vegetales que vienen encurtidos como zanahorias o cebollas chalote, entre otros.

Igualmente, los corazones de alcachofas y los de palmito que son excelente opción además de deliciosa para tus ensaladas incluso para comerlas como aperitivos entre comidas. Tomates enlatados o puré de tomate.

Cacahuates

Este fruto seco contiene un muy alto contenido de grasa, además posee una buena cantidad de proteína por lo que hay que ser considerado en su ingesta y sobre todo fibra, date un gusto preparando una salsa pesto de maní que está deliciosa, pronto aprenderás la preparación.

Aceituna

Sin discriminar si es verde o negra las aceitunas son una muy buena opción para usar como aperitivo, asegúrate que no falte en tu despensa ni en tu lista de compra.

Barritas proteicas

Hoy en día no representa para nada un problema encontrar esta deliciosa opción, además que puedes convertirlo en tu compañero, llévalo en la guantera de tu coche, o ten siempre uno en el bolsillo, así tendrás un desquite al momento que pueda presentarse un arrebato de ansiedad en la calle y no te veas tentado a ceder ante la presión de un pecado callejero.

Chicharrón de cerdo

Aunque históricamente este ha estado prohibido por

todo o casi todo lo que históricamente suene a dieta, en un régimen cetogénico no está para nada prohibido solo asegúrate que sea natural y no esos snacks de tienda que elaboran a partir de harinas procesadas.

Con todos estos tips encuentras la mejor manera de ampliar tu despensa y tener una completa variedad de productos y alimentos que sin duda alguna te van a ayudar a mantener la ansiedad a raya, no cabe duda entonces que estás a la puerta de una de las más grandes oportunidades de encontrar tu peso ideal y desde luego librarte de la condena que resulta la obesidad a un individuo.

Este capítulo más que una información tómalo como esa herramienta que estabas necesitando para complementar tu dieta cetogénica y que esta resulte más divertida.

CAPÍTULO 6

LISTA DE COMPRAS

Este capítulo quiero darlo como una de las maneras de estar organizado en cada aspecto de la dieta cetogénica. Ya he dicho antes que no se puede improvisar de ninguna forma a la hora de hacer la dieta, pues la improvisación puede ser el mayor enemigo.

Por esta misma razón he venido esbozando de manera detallada cada aspecto de lo que implica llevar a cabo la dieta jeto, ¿y esto con qué objetivo? Sencillamente no quiero que nada aparezca y resulte sorpresivo, desde los síntomas que puedes presentar, las luchas emocionales o biológicas a las que te puedas enfrentar.

Específicamente se trata de hacer un ajuste perfecto de lo que se va a adquirir cada semana para que a fin de cuenta el presupuesto no se vaya de las manos y sobre todo estar lo más claro posible a la hora de hacer las compras ya que es muy normal que en una experiencia nueva como es el cambio de alimentación hacia una dieta

Keto puedan surgir muchas dudas, inquietudes o incluso ansiedad.

Lista de Compras - Régimen Alimenticio Semana #1

· Es importante que recuerdes que la lista de compra que encontrarás en este momento está directamente relacionada con cada uno de los regímenes de alimentación que vas a encontrar el siguiente capítulo.

- · Huevos frescos de gallina
- · Extracto de vainilla
- · Harina de almendra
- · Bicarbonato de sodio
- · Sal de mar
- · Aceite de coco
- · Fresas frescas
- · Limón
- · stevia en polvo
- · Aguacates
- · Atún enlatados al natural o fresco
- · Aceitunas verdes sin huesos
- · Pepinillo agrio
- · Mayonesa sin carbohidratos (preferiblemente kraft)
- · Brócoli
- · Espinacas
- · Leche
- · Polvos para hornear
- · Manteca de maní sin azúcar
- · Eritritol
- · Harina de coco
- · Crémor tártaro
- · Lluvia de chocolates
- · Mantequilla
- · Pimienta de cayena

- Vinagre blanco
- Queso cheddar o provolone
- Aceite de coco
- Cebolla amarilla
- Zanahoria
- Apio
- Ajo
- Laurel
- Comino molido
- Orégano
- Ajo en polvo
- Pollo deshuesado sin piel
- Tomates en latas y frescos
- Aceite de oliva
- Concentrado de tomate
- Albahaca
- Pimienta negra
- Queso crema
- Cascara de psyllium
- Crema fresca o agria
- Queso mozzarella y parmesano
- Perejil
- Leche de coco
- Paprika
- Gelatina sin sabor
- Carne de cordero o cerdo molida
- Salsa Worcester
- Salsa de soya
- Salsa tabasco
- Coliflor
- Calabacín
- Especias tex mex
- Cilantro freso
- Lechuga

- Vinagre blanco
- Chuletas de cerdo
- Queso azul
- Crema para batir
- Champiñones portobello
- Tocino
- Queso crema
- Ciboulette
- Peperoni
- Filetes de mero
- Lechuga romana
- Mayonesa sin carbohidratos
- Mostaza de Dijon
- Anchoas en latas
- Ajo
- Col (repollo)
- Arándanos
- Jalapeño
- Lechuga francesa
- Chicharrones de cerdo
- Berenjenas

Lista de Compras - Régimen Alimenticio Semana #2

Ya tienes en primer lugar una extensa lista de todo lo que necesitas para tu primera semana, hay que considerar elementos importantes, mucho de los ingredientes agregados a la ´primera lista pueden ser de un uso extenso, por ejemplo, el aceite de oliva es un ingrediente que puede durar, al igual que el aceite MCT.

Aunque por la variedad de aceite pueden durar, incluso hasta un mes vamos a considerar de manera hipotética que estos ingredientes de esta naturaleza solo durarían dos semanas por lo tanto algunos de los ingredientes que se repiten en la lista de esta semana pueden estar obviados, en caso de que su duración se extienda por más de dos semanas ya debe ser una consideración personal.

Lo dicho anteriormente significa que el enfoque estará fundamentalmente en los alimentos de usos más puntuales y perecederos como las carnes y vegetales.

- Leche de coco sin endulzar
- Crema espesa
- Semillas de chía
- Esplenda o stevia
- Canela en polvo
- Nuez moscada
- Huevos
- Tocineta
- Harina de almendra
- Cascara de psyllium en polvo
- Semillas de sésamo
- Frambuesa
- Yogur griego sin azúcar
- Limón
- Nueces
- Cacahuates (maní)
- Almendras
- Calabacín
- Aguacate
- Mayonesa sin carbohidratos
- Jamón cocido
- Queso cheddar
- Mantequilla
- Perniles de pollo
- Filetes de pechuga de pollo
- Zanahoria
- Pimientos rojos y verdes
- Filete de merluza

- Mix de finas hiervas francesas
- Lima
- Eneldo
- Perejil
- Carne de res molida 80/20
- Chuletas de cerdo
- Queso azul
- Queso crema
- Coliflor
- Tomates de lata
- Berenjena
- Tomates frescos
- Hierbas provenzales
- Chupetas de pollo
- Xantano
- Semillas de girasol
- Semillas de calabaza
- Semillas de linaza
- Semillas de sésamo

Lista de Compras - Régimen Alimenticio Semana #3

- Huevos
- Carne de lomo de res
- Fletes de pollo
- Jamón cocido
- Queso tipo suizo
- Lechuga americana
- Tomates frescos
- Queso crema
- Calabacín
- Chorizo
- Coliflor

- Atún de lata
- Gelatina en polvo sin sabor
- Crema para batir
- Semillas de granada
- Menta fresca
- Tomates cherry
- Cacao en polvo
- Polvo para hornear
- Chocolate negro
- Pechuga de pato con la piel
- Tomates en lata
- Ajo
- Aceite de oliva
- Aceite de coco
- Queso parmesano
- Hojas de laurel
- Calabacín
- Curry garam masala
- Una gallina despresada
- Cebollas de cabeza
- Lomo de cerdo
- Queso parmesano
- Camarones
- Queso gorgonzola
- Salmon ahumado
- Aguacate
- Salsa de soya
- Aceite de sésamo
- Semilla de sésamo
- Eritritol
- Cacao en polvo
- Cascara de psyllium en polvo
- Sal
- Mantequilla

- Mantequilla de maní
- Bicarbonato
- Extracto de vainilla
- Extracto de almendra
- Sal marina
- Harina de coco
- Arándanos frescos
- Crema para batir
- Polvo para hornear
- Crémor tártaro
- Mantequilla sin sal
- Leche de almendra sin azúcar
- Xanthan gum
- Limón
- Colorante amarillo
- Vinagre de manzana
- Semillas de sésamo
- Coco rallado
- Vinagre balsámico
- Aceite MCT
- berenjenas
- Mariscos mixtos congelados o frescos
- Pimientos rojos y verdes
- Lechuga romana
- Tomates
- Harina de coco
- Sal
- Crema de coco
- Lomo de res

Lista de Compras - Régimen Alimenticio Semana #4

- Atún de lata o fresco

- Mix de especias tex mex
- Jalapeños en vinagre
- Queso monterrey o cheddar
- Aguacate
- Vegetales de hojas verdes (espinacas o acelga)
- Tocineta
- Calabacín
- Corazones de alcachofas enlatados
- Lomo de mero
- Albahaca fresca
- Muslo de piel con
- Nueces de macadamia
- Almendras
- Eritritol
- Harina de almendra
- Eritritol
- Sal
- Sal marina
- Queso crema
- Crema para batir
- Costillas de cerdo
- Queso mozzarella
- Alitas de pollo
- Mantequilla
- Ajo
- Cebolla
- Puré de tomate en lata
- Páprika
- Salsa inglesa
- Mostaza de Dijon
- Splenda
- Vinagre de manzana
- Tabasco
- Carne molida de res 90/10

- Pimiento rojo y verde
- Chile en polvo
- Comino
- Laurel
- Lomo de mero
- Zumo de limón, limón o lima
- Pernil de lechón con la piel

De esta forma queda completamente diseñado toda la estructura de compra para elaborar cada uno de los platos que usarás en este régimen de dieta Ceto que practicarás inicialmente durante las próximas cuatro semanas.

Es importante que recuerdes que la lista correspondiente a cada semana se relaciona con los menús que vas a encontrar en el siguiente capítulo, más adelante estarás encontrando incluso paso a paso como utilizar estos ingredientes, también es necesario ver lo siguiente, si nunca has hecho una dieta cetogénica es posible que muchos de estos ingredientes te suenen muy extraños, pero descuida, solo es por el desconocimiento, estoy seguro que a partir de hoy te verás sorprendido con que siempre estuvieron frente a ti pero no los habías notado.

CAPÍTULO 7

RÉGIMEN ALIMENTICIO DE 4 SEMANAS

En el capítulo anterior como está detallado de manera muy específica cada la lista de productos que vas a utilizar para llevar a cabo un régimen organizado de cuatro semana, así que tras el consejo de limpiar la despensa y tener a la mano una lista de ingredientes que de hecho es todo lo que necesitabas para surtir la despensa, debo asumir que estás en poder de todo lo necesario para poder avanzar a al capítulo siete.

Ahora vamos a ver cuál es el menú que se debe llevar a cabo con los ingredientes que ya están detallados en el capítulo anterior estarán agrupados por grupo de alimentos en cantidad de siete, para que resulte de la libre elección decidir que plato vas a comer cada día de la semana.

Régimen Alimenticio - Semana #1
Los horarios de cada comida estarán determinados

fundamentalmente por el régimen de vida particular, sin embargo, si se está apoyando el deseo de perder peso con herramientas como por ejemplo el ayuno intermitente hay que considerar que en uno de los modelos como el ayuno 16/8 (de esto hablaré en el capítulo 9) debes enmarcar tu régimen dentro del horario en el que tengas permitido consumir tus alimentos.

Desayunos

1.   Panqueques de almendra y fresa

Deliciosos panqueques hechos a base de harina de almendras, aderezados con un delicioso sirope hecho a partir de la deshidratación de la fresa, a pesar de no usar azúcar puedes agregar dulzor con algunos de los endulzantes que se encuentran mencionados en el capítulo 5 pagina 41.

2.   Omelette de jamón y queso

Un clásico de la cocina francesa en esta oportunidad con la posibilidad de prepararla de varias maneras de acuerdo con tus preferencias particulares, más adelante encontrarás una versión paso a paso.

3.   Aguacate relleno

Este delicioso platillo, aunque tiene una estandarización para los fines de aquellos que no poseen muchas destrezas en la cocina, es uno de los platos más versátiles a la hora de preparar por la gran variedad de formas y rellenos que puedes agregar.

4.   Budín de brócoli jeto

Una de las mejores maneras definitivamente de iniciar el día, con un aporte maravilloso de hierro y calcio, además de todas las vitaminas que aporta una buena porción de brócoli.

5.   Keto- galletas de maní y chocolate

Deliciosas y ligeras, resultan perfectas tanto para un buen desayuno como para una merienda, acompáñalas con leche.

6.	Keto-Huevos benedictinos

Una preparación que puede necesitar un poco de destreza pero que sin duda alguna es una delicia y valdrá la pena desde todo punto de vista el esfuerzo que hagas para elaborarlo.

7.	Rollitos de queso al estilo cetogénico

Cero complicaciones un platillo verdaderamente fácil y toda una delicia para aquellos amantes del queso en cualquiera de sus versiones.

Almuerzo

El almuerzo es realmente una de las comidas con una de las relevancias más grandes en el ámbito alimenticio del día, de hecho, esto es debido al momento del día en el que se encuentra ubicado el almuerzo viene a ser ese esa opción de repotenciar tu organismo para desempeñar el resto del día las labores que exigen mayor fuerza y rendimiento.

1.	Fricase de pollo jeto

El pollo además de todos los aportes que ya se han mencionado antes es uno de los ingredientes favoritos de mayor versatilidad, este es uno de los platos de origen francés más fácil de elaborar y determinar el acompañante es realmente fácil.

2.	Lasaña jeto

¿Quién es el que no disfruta con locura este delicioso plato de origen italiano? Lo mejor es que una de sus versiones más populares está perfectamente adaptada a la dieta jeto solo necesita un pequeño ajuste en la salsa bechamel y eso lo puedes ver en el paso a paso que está en la página.

3.	Quesadillas de pollo y queso

Aquí tienes una versión de este manjar mexicano, una vez aprendido el proceso de elaboración de la base de la quesadilla, el relleno quedará en tus manos para destacarte como un excelente cocinero.

4.   Pastel del pastor jeto

Hacemos una pequeña modificación a aquel tradicional pastel de carne, pero sin el almidón y la cantidad de carbohidrato que representa normalmente un pastel de carne, pero no solo eliminando la futura glucosa sino cambiándolas por un aporte maravilloso de vitaminas y minerales, y los nutrientes generales que consigues en el coliflor, no olvides dejarlas en marinada con vinagre y ajo de un día anterior.

5.   Calabacines jeto tex mex

Este plato también ofrece una infinidad de posibilidades y no requiere de gran destreza para elaborarlas, aquí saldrá a relucir la predominancia de los sabores como el tomate y la albahaca.

6.   Filete de mero al estilo Puerto Rico

Este clásico de la cocina suramericana será un verdadero deleite, estoy convencido que se va a convertir en uno de los favoritos por esa mezcla de sabores tropicales como el aguacate y plátano frito

7.   Chuleta de cerdo con queso azul

Una vez más los amantes del queso tienen la posibilidad de darse un festín y deleitarse con una de las salsas más deliciosas de la gastronomía, la salsa de queso azul al lado del cerdo son sin duda alguna un matrimonio perfecto.

Cena

Con relación a la cena suele ser un plato relativamente ligero que, aunque en algunos casos puede resultar un tanto complejo llevar a cabo algunas recetas en termino general se trata de platos verdaderamente fáciles que puedes preparar sin complicaciones.

Sin embargo, la cena debe estar determinada basado en

la rutina que estés llevando a cabo, por ejemplo, si la dieta cetogénica la estas complementando con un ayuno intermitente, o si te encuentras llevando a cabo algunas rutinas de ejercicios debes evaluar el estilo y la hora en la que lo realizas.

Por lo tanto, la hora y proporción de dicha cena debe estar pensada en función de ese tipo de elementos de manera que le des a tu cuerpo la cantidad necesaria de grasas y los nutrientes requeridos para acompañar todos los regímenes que estás utilizando como complemento la dieta cetogénica.

1.   Canoas de champiñones

Una excelente versión de los champiñones rellenos, versátil por la posibilidad de disfrutar lagunas de las más ricas variedades de champiñones disponibles en el mercado, igualmente se abre ante tus ojos la posibilidad de destacarte con los rellenos de tu preferencia, en todo caso nuestra receta deliciosa y sencilla está en la página

2.   Pizza jeto

Es una regla sacar de la mente la idea que hacer dieta cetogénica es limitante, este día podrás disfrutar del plato favorito de casi todos, a partir de la receta que encontrarás aquí podrás aventurarte a elaborarla como prefieras.

3.   Ensalada cesar cetogénica

Una vez más nos vamos por los clásicos, esta receta es una de las ensaladas más famosas del mundo y ahora mismo aprenderás a prepararla y disfrutaras de una exquisitez al mejor estilo jeto.

4.   Fajitas de pollo carne jeto

Esta versión original de México, "fajitas mixtas", son una elaboración deliciosa que puede resultar altamente productiva, y esto lo digo en el sentido de la posibilidad de jugar con los ingredientes, que, aunque en este caso están claramente detallados en la lista de compra que está en el capítulo anterior, puedes fácilmente sustituir parte de sus ingredientes en el caso específico que no hayas encontrado algunos de sus ingredientes apuntados anteriormente.

5.   Rollitos de tocino y repollo en salsa tártara

En este caso lo haremos contrario a la forma tradicional de tabaquitos de repollo, en este caso el repollo será el relleno, y estará aderezado por una tártara deliciosa que esta detallada en la página

6.   Hamburguesa jeto

En este caso tendrás la presentación que usa como pan algunas capas de lechuga, sin embargo, pese a lo complejo que puede resultar existe la posibilidad de preparar deliciosos panes Cetogénicos que puedes perfectamente utilizar para tu hamburguesa.

7.   Omelette de vegetales

Una cena ligera, pero a su vez muy sustanciosa es para conseguir grandes aportes es una buena omelette cargado de manera estratégica de vegetales seleccionados preferiblemente de temporada.

Meriendas

Las meriendas o aperitivos no es una completa obligación, sin embargo, es una buena opción considerarlos para estar preparados sobre todo los primeros días donde es completamente seguro que puede recibir algunas pequeñas tentaciones.

Por lo tanto, aunque son solo una opción quiero acotar que son una muy buena opción, puedes considerar las recetas que están señaladas a continuación y detalladas en el siguiente capítulo, pero puedes usar igualmente algunos snacks de bolsillos como las barritas energéticas que te mencioné capítulos atrás, también puedes usar algunas semillas como las de calabazas tostadas que son altamente nutritivas y deliciosas.

1.   Albondiguitas de pollo picante

Esta receta la puedes versionar con tu carne favorita sin embargo en el capítulo de recetas tienes una fantástica propuesta a base de pollo y una salsa de tomate picante que esta deliciosa.

2.   Palitos mixtos de verduras con aderezo

Este mixto de verduras está realmente fácil y delicioso, la recomendación en este punto es que los comas crudos para que puedes aprovechar de mejor manera todos los aportes nutritivos que te ofrecen cada uno de estos vegetales y verduras.

3.   Sándwiches de queso con tapas de tomate

Al mejor estilo de una ensalada capres, pero sin ser estrictos con el queso puedes usar el de tu preferencia, sin embargo, en este caso lo vas a encontrar con queso mozzarella clásico.

4.   Frituritas de pollo con kétchup jeto

En esta oportunidad vas a encontrar un buen aporte de grasas al disfrutar de un pollo bien frito con una salsa kétchup especialmente preparada al estilo cetogénico.

5.   Cascos de huevo con mayonesa ranchera

Como ya sabemos el huevo es uno de los mejores alimentos jeto y existen mil maneras de prepararlos esta es una de las versiones más fáciles y deliciosas perfectos para un intermedio entre comidas en la que se te pueda presentar algún tipo de ansiedad.

6.   Chicharrones de cerdo

Este es un snack controversial, es tanto lo que se ha dicho, pero mucho se ha obviado el aporte maravilloso que le aporta a nuestro organismo esta deliciosa merienda, solo recomiendo comerlo con moderación para exceder la proporción proteica del día.

7.   Papitas fritas jeto

A todos seguramente nos gusta disfrutar de unas ricas patatas crujientes y deliciosas, en esta ocasión vas a encontrar una buena manera de versionar esta merienda amada por todos.

Régimen Alimenticio - Semana #2

Al igual que el régimen de la primera semana y desde luego en cada una de las cuatro que conforman la totalidad de este capítulo, recuerda que los ingredientes están enumerados de manera organizadas e n el capítulo anterior, cada lista semanal, está relacionada directamente con cada semana del régimen.

Desayunos

1.   Pudín de coco y chía

La chía es un buen compañero de la dieta cetogénica y es una buena manera de poder iniciar el día, no solo aporta textura al plato, sino que en primer lugar no altera el sabor, genera una sensación de saciedad y además que aporta un sinfín de beneficios como una buena hidratación.

2.   Huevos revueltos con tocineta y tostadas de pan jeto

Un verdadero desayuno completo con la maravilla del régimen jeto, como es el pan, de las diferentes versiones que se encuentran te daré una receta sencilla y deliciosa.

3.   Smoothie jeto con frambuesa

Esta es una de las propuestas sensacionales del menú jeto, recuerda que las frutas deben ser utilizadas con moderación.

4.   Panqueques de frutos secos

Las distintas versiónes de harinas jeto proporcionan la posibilidad de hacer distintas versiones de este plato al que se agregará un mix de frutos secos para aportar una deliciosa sensación crujiente.

5.	Tortilla jeto de calabacín

Un buen desayuno con una buena carga proteica para iniciar el día de manera muy activa, el calabacín puede sustituirse por otras verduras que estén dentro del marco de lo aceptado en el régimen cetogénico.

6.	Aguacate con huevo frito

Una hermosa presentación de una de las mejores frutas de la dieta cetogénica un delicioso aguacate acompañado con un huevo frito.

7.	Rollo de jamón y queso con salsa golf jeto

Este platillo es muy versátil puedes hacerlo con variedad de bases, sin embargo, en esta oportunidad lo vas a encontrar con unas pequeñas crepes de huevo que resultarán muy sencillas de elaborar y realmente adictivas.

Almuerzos

Aunque en la lista de los menús encontrarás los acompañantes ideales es bueno que haya una consideración personal respecto a los diferentes acompañantes que debes utilizar, siempre debes favorecer el consumo de grasas de las fuentes más saludables posible, recuerda que no es correcto abusar de las cantidades de proteínas y aunque puedan parecer la estrella del plato, la verdad es que lo mejor resultará siempre aprovechar las formas de aportar grasa al plato.

Por eso esta semana habrá preparaciones con mucho uso de grasa para complementar algunos alimentos como el aguacate o ensaladas muy aderezadas para obtener un buen aporte de este macronutriente que resulta vital para la cetosis.

1.	Pollo al disco con verdura

Esta es una versión argentina muy popular en algunas ciudades del país sureño, como ya mencioné es una buena versión para consumir una cantidad muy buena de grasas ya que su preparación es casi que confitado y mantequilla

2.   Filete de merluza a las finas hiervas

Otra vez entra el protagonismo de la mantequilla en un clásico de la cocina internacional con una preparación sumamente sencilla y deliciosa.

3.   Ensalada de huevos jeto

Una versión de ensalada deliciosa que incluye una buena proteína acompañado de un aderezo delicioso que aportará una buena cantidad de grasa.

4.   Cordón bleu de pollo cetogénico

Esta versión está preparada con la intención de disfrutar un clásico francés con ingredientes propios de la dieta jeto.

5.   Rollo de carne al horno

Un clásico pulpetón que puedes rellenar como lo prefieras, aunque en este caso le agregaremos huevo cocido y tocineta y desde luego estará glaseado de una deliciosa salsa a base de mantequilla que resulta delicioso.

6.   Chuletas de cerdo agridulce

Las tradicionales chuletas de cerdo, pero aprovechando la oportunidad de algunos ingredientes como la salsa de soya, el vinagre, limón y los endulzantes ketos, es solo cosa de poner a volar un poco la imaginación y creatividad.

7.   Ñoquis en salsa cuatro quesos

Una versión sensacional del clásico italiano a base de coliflor acompañados de una deliciosa y explosiva salsa de cuatro quesos.

Cena

1.   Fritatta jeto de pollo

La fritatta es una excelente versión italiana de la tortilla, este caso está presentada con pollo lo que la convierte en un plato maravilloso para finalizar el día.

2.   Suflé de queso

El suflé es una presentación que perfectamente puede servir como cena o aperitivo, a pesar de ser una preparación de ingredientes sencillos puede tener un pequeño nivel de complejidad estoy seguro de que podrás dominar rápidamente.

3.   Fajitas de pollo a la española

Un delicioso plato hecho con ingredientes cetos respetando incluso la receta original es perfecto para llevar a cabo tu régimen sin problema alguno.

4.   Ratatouille

Una clásica versión que por su naturaleza al igual que el caso anterior puedes aplicar la receta original que va muy bien con la dieta cetogénica, perfecta para una cena, pero también puedes utilizarla como merienda acompañados de tostadas de pan o galletas saladas cetogénicas

5.   Palitos de vegetales fritos con fondue de queso

Aquí puedes improvisar con los ingredientes de los palitos la receta sugerida en el capítulo 7 puedes tomarla como idea base, pero puedes darte el lujo de experimentar con tus vegetales favoritos.

6.   Sándwich jeto

De igual forma que la anterior se puede versionar, en todo caso a lo largo de las cuatro semanas encontrarás varias propuestas de sándwich que te servirán.

7.   Berenjenas al graten

Sin duda que todos los aportes nutricionales y vitamínicos que las berenjenas aportan se unen al sabor delicioso de unas ricas berenjenas con rica salsa napolitana y queso pecorino

Merienda

1.   Chupetitas de pollo

Tanto como merienda como cena o almuerzo las

chupetitas de pollo son perfectas para esta ocasión jeto.

2.   Torta de coco y limón jeto

Esta receta puedes adicionarle unas ricas frambuesas, están perfectas para convencer a esos amigos que no están convencidos de las posibilidades de variedad en la dieta cetogénica

3.   Taza de vegetales con crema

Una versión sencilla, práctica y una forma maravillosa de clamar cualquier posible sensación de ansiedad que te pueda surgir los primeros días de tu dieta.

4.   Pan de ajo jeto

Este te puede servir como bocadillo o puedes usarlo de igual manera para elaborar hamburguesas o sándwiches para tus desayunos, disfrútalos recién sacados del horno.

5.   Tortilla esponjosa cetogénica

Esta es una de las versiones clásicas del menú cetogénico, en el siguiente capítulo tienes un completo paso a paso que te servirá para dar un nuevo toque a las clásicas omelette.

6.   Galleta salada de frutos secos

Esta es una perfecta manera de calmar la ansiedad, puedes hacerlas pequeñas de manera que te permita realizar pequeños paquetes que puedas llevar a todas partes, seguro será un buen compañero para momentos de ansiedad en la calle.

7.   Focaccia cetogénica aromatizada

Aromatizar una focaccia es una decisión personal, pero en realidad una focaccia es la esposa ideal del ajo y el orégano, en esta receta cetogénica de uno de los clásicos más destacados de los fogones italianos no se puede dejar de lado la oportunidad de disfrutarla con los sabores clásicos.

Régimen Alimenticio - Semana #3
Desayuno

1.	Ensalada jeto al estilo del chef

Una ensalada al estilo del chef es un verdadero plato muy completo, que puedes utilizar en cualquier comida del día, puedes versionarla cambiar las carnes y los aderezos, punto importante es agregar aceite de coco o de oliva virgen extra, lo importante es que sea buena cantidad

2.	Rollitos de chorizo y calabacín

Una receta sencilla y deliciosa con un buen contenido de graso que dado a su facilidad y sabor seguro se convertirá en uno de tus favoritos.

3.	Torticas de coliflor en mantequilla

Lo maravilloso de la coliflor además de todos sus valores nutricionales es que es tan práctico y versátil, puedes utilizarlos como postres o platos salados en este caso una receta fantástica con un buen aporte de grasas para los propósitos jeto.

4.	Panacota de vainilla cetogénica

Un verdadero tesoro de la gastronomía italiana no podía quedar fuera, si eres amante del dulce estarás encantado.

5.	Muffin jeto de chocolate

Al igual que en el caso anterior una delicia de la cocina dulce este muffin te convencerá que no existe ninguna razón para no hacer la dieta cetogénica.

6.	Tortilla cetogénica con chorizo español

Son variados los platos que se pueden elaborar a partir de la tortilla, aquí puedes variar el chorizo incluso con salami, todo va a depender desde luego de tus preferencias personales.

7.   Torre de panqueques gratinado

Tan alta como tu apetito lo exija puedes agregarle ingredientes dulces y salados, función de este menú cetogénico lo vamos a colocar con queso para darle una linda gratinada que lo hará casi adictiva.

Almuerzo

1.   Ensalada de atún jeto

En esta ensalada está bien aderezada con una buena vinagreta y suficiente aceite de tu preferencia que te ayude a mantener la cetosis en completo funcionamiento.

2.   Falso risotto con queso jeto

No podíamos pasar por alto un plato de tradición, el risotto es indispensable para los amantes de la cocina italiana así que aquí encontrarás una versión perfecta.

3.   Linguinis de calabacín en salsa boloñesa

Espagueti, la pasión de muchos, puedes darte el placer de variar tanto como quieras, puedes hacerlo a la carbonara, con salsa pesto o marinera, en una sola receta encontrarás mil y una forma de preparaciones deliciosas.

4.   Caponatta cetogénica

Esta deliciosa ensalada llena de sabor, picor y suavidad está súper sencilla de hacer puedes utilizarla también para hacer bruschettas con ellas para casos de merienda.

5.   Ensalada de pato con aderezo picante

La estrella de esta plata es una carne que puedes hacer bien a la parrilla o al sartén, preferiblemente debes cocinarla con una combinación entre aceite y mantequilla que este sutilmente perfumado por hiervas aromáticas.

6.   Pollo al curry cetogénico

Un curry completo que incluso lo puedes combinar con algo de leche de coco es el garam masala, posiblemente pueda que seas de los que prefiere preparar su propio curry, pero si prefieres comprarlo esta es una buena opción.

7.   Estofado de gallina con verduras

La carne de gallina es algo dura por lo que requiere una cocción un tanto extensa, sin embargo, esta preparación hecha al fogón es perfecta.

Cena

1.   Salteado de cerdo con verduras

Hablar de salteado es una manera de aprovechar las grasas de manera eficiente, ya que es una cocción rápida y deliciosa, lo mejor es agregar de tus grasas favoritas preferiblemente aceite.

2.   Vegetales gratinados

Normalmente a algunos les gusta la salsa bechamel para hacer este tipo de gratinados, está perfecto con la bechamel jeto que usamos para la lasaña, pero también puedes usar crema o queso crema.

3.   Camarones grillé con aderezo jeto

Los camarones son excelentes como los quieras preparar, su aporte calórico es muy bajo y además está perfecto para disfrutar de sus ácidos grasos que son maravillosos para el corazón.

4.   Torta jeto de chocolate

En esta preparación debes estar debes asegurarte de que sea un chocolate amargo que no contenga azúcar, puedes usarlo como merienda o desayuno también.

5.   Raíz de apio al horno con gorgonzola

Es una buena manera de experimentar nuevas preparaciones combinándolo con grandes ingredientes como el queso gorgonzola, en todo caso puedes variar con otros tipos de queso asumiendo que no resulte tan fácil encontrar este.

6.   Rosquillas clásicas jeto

Lo mismo que una rosquilla tradicional, pero aplicando algunos trucos que ayudarán a mantener esponjosidad en la preparación.

7. Ensalada de aguacate y salmón

El salmón es uno de los pescados con mayor contenido de omega 3, pero además es maravilloso porque puedes encontrarlo en distintas presentaciones, esto te ayuda a agregar más practicidad al hecho ya de ser una ensalada muy fácil de preparar.

Merienda

1. Chips de queso

Ricos, crujientes, y una enorme sensación de saciedad genera este pequeño snack que puedes preparar de manera sencilla, incluso puedes tener almacenado en tu despensa.

2. Wafles jeto con arándanos

Como merienda puedes incluso comerlo solo, pero al momento de acompañarlo usa ricos arándanos.

3. Torta tres leches estilo cetogénico

Estoy completamente seguro de que esta torta es el amor y pasión de muchos siempre hay que tener cuidado con los endulzantes, asegurarte de no usar algunos de los que pese a que no posea glucosa pueda generar estados de ansiedad por la azúcar, hay que ser muy equilibrados en ese sentido.

4. Helado de limón jeto

Hay que ser justos esta es la única receta hasta el momento de helado, la recomendación es que puedas preparar una cantidad que te sirva para varias ocasiones. Sobre todo, se presta como un excelente compañero para los tiempos de verano en los que el calor puede ser un enemigo de la cetosis al querer aliviarnos de las altas temperaturas, así evitas ceder a cualquier tentación.

5. Crepes con chocolate amargo jeto

El chocolate evidentemente no está libre de carbohidratos, sin embargo, una manera de aprovecharlo sin poner en riesgo la dieta cetogénica será usar un chocolate que sea mayor contenido en cacao entre 75% y 85%, desde luego que con esa concentración no será necesario agregar gran cantidad a la preparación.

6. Alfajores Cetogénicos

Todos aquellos amantes de la pastelería estoy seguro de que estarán satisfechos con este menú, es incluso una muy buena oportunidad de aprender nuevas formas de hacer las cosas

7. Palitos fritos de polenta cetogénica

La polenta es un perfecto snack que puedes usar de entremés para tus fiestas y ocasiones especiales, puedes comerlos solos o con dips y salsas tú eliges.

Régimen Alimenticio - Semana #4
Desayuno

1. Canapés de atún y aderezo

Para esto puedes tener en tu alacena pan jeto, es un desayuno sencillo de preparar y además delicioso, úsalo también como merienda y va muy bien.

2. Porridge de coco ceto

Esta receta dulce y cremosa es especial para iniciar con plato ligero y bien delicioso, en la página correspondiente vas a encontrar los ingredientes jeto perfecto para versionarlas.

3. Tostadas francesas con pan jeto

En este caso no necesitas un pan esponjoso de hecho esta perfecto que quede un pan bien aplastadito para usarlo a manera de tortilla mexicana.

4. Omelette champiñones

Una clásica y deliciosa tortilla con champiñones, no te detengas por nuestra receta, experimenta con ella, puedes probarla con queso americano o con las verduras de tu preferencia,

5. Tostadas jeto con aderezo de atún

Al igual que las del día tres puedes usar el mismo

principio del pan solo debes variar el aderezo con atún, está muy fácil y deliciosa.

6. Torta de queso cetogénica

Una versión jeto del delicioso cheesecake, seguro que resultará un poco compleja per tras un poco de práctica y deseos de realizarla te volverás todo un experto.

7. Vinagreta de vegetales con galletas saladas jeto

Este tipo de elaboración puedes hacerla en tus tiempos libre y tenerlas en almacenamiento, tanto las galletas como la vinagreta está perfecto tenerlas, de manera que ante un momento de prisa puedas usarlas para evitar contratiempos, aunque también puedes encontrar estos ingredientes en el mercado.

Almuerzos

1. Salteado de mariscos con vegetales

Está perfecto usar solo camarón o hacer unas combinaciones de los distintos mariscos que puedes usar, agrégale mejillones cangrejos otros recuerdan usar mucho aceite, mucha grasa.

2. Pastel de pescado cetogénico

Este es un pastel a base de huevo la preparación es realmente sencilla, solo requiere es un poco de dedicación ya que consta de varios pasos.

3. Ensalada asiática de res al estilo cetogénica

La carne de res bien sea salteada en tiras o hecha a la parrilla para posteriormente cortar en finas tiras como lo prefieras, estará delicioso, sé que te encantará.

4. Cazuela ceto tex mex

Aquí le brindo un pequeño homenaje a una de las gastronomías del mundo más interesante, la cocina mexicana moderna ha sido la posibilidad de dar un toque elegante estos platos del norte de américa.

5. Espaguetis carbonara jeto

La técnica para conseguir los espaguetis es

exactamente igual al linguini, solo como ya mencioné variará la salsa tantas veces como lo desees.

6.   Costillas de cerdo agridulce con puré de coliflor

La coliflor es la mejor oportunidad de comer un puré muy cercano al de patatas, pero además en esta receta aprenderás una rica receta de agridulce que puedes usar con pollo, chuletas u otros.

7.   Chili beans jeto

El chili beans es un clásico de la cocina texana, un plato picante y fresco, que te servirá perfecto para cualquier comida incluso como postre para comer con tostaditas de pan jeto.

Cena

1.   Ensalada de aguacate y tomate

Un plato sencillo, deliciosos que te hará fácil la cocina de las tardes, puedes variarla a tu gusto o prepararla tal y como esta presentada en la receta del capítulo siguiente.

2.   Revueltos Cetogénicos de queso y alcachofa

Este es un rico gratinado que va perfecto para os amantes del queso, puedes prepararlo incluso con los corazones de alcachofas que vienen en agua, no te lo pierdas.

3.   Brochetas de camarones con pimiento y champiñón

Este es un plato verdaderamente fácil y rápido de preparar además que el aporte de sabor tras la combinación de estos maravillosos ingredientes creará un recuerdo en tu paladar que querrás siempre prepararlo, hazlo en la parrilla o en sartén.

4.   Estofado de verduras picante

El estofado de verduras es una versión cercana de la ratatouille, y a la vez de la caponatta, sin embargo, puede convertirse en tu oportunidad de crear tu propia versión.

5.   Berenjenas asadas alioli

En este caso puedes usarlo como guarnición, para un pollo sellado a la sartén, o simplemente a manera de una ensalada ligera para la noche.

6.   Alitas barabecue jeto

Este es el plato favorito de muchos niños y grandes, por la abravece no debes estar preocupado ya que existen versiones comerciables accesibles, de todas maneras, encontrarás e el siguiente capítulo la versión cetogénica casera.

7.   Pollo a la toscana ceto

Por regla general el pollo a la toscana es un lato realmente fácil, en el régimen de la dieta cetogénica no es distinto, la verdad es que es un clásico de la cocina italiana, practico y delicioso.

Merienda

1.   Tarta de queso con limón

Una perfecta fusión entre un pie y un cheesecake que hará que olvides para siempre la versión normal, y quedes amando para siempre esta deliciosa preparación.

2.   Cebiche de mero

El cebiche puedes variar el pescado, preferiblemente con pescados blancos, ten esta preparación en tu heladera y disfrútalos con trocitos de pan o galleta salada cetogénica cada vez que sientas algo de ansiedad, es verdaderamente fácil de preparar y deliciosa.

3.   Tortillas capresa cetogénico

Este plato está recomendado como snack, como cena, desayuno incluso plato fuerte, tiene todas las características de un plato gourmet y es verdaderamente sencillo.

4.   Turrón jeto

Para no dejar la navidad si los clásicos, en este caso tienes un delicioso postrecillo que vendrá bien durante cualquier época del año pero que te hará recordar los sabores navideños.

5.   Crocantes de piel de pollo con aderezo

Lo mismo que un rico chicharrón, pero en esta ocasión con la piel del pollo, rica fuente de fibra y un aporte de grasas maravilloso para la dieta.

6.   Po boys cetogénico al estilo new Orleans

Este sándwich estadounidense es una tendencia fuerte en el país del norte del continente americano, una versión fantástica cetogénica que puedes hacer con la experiencia que ya puedes haber adquirido haciendo pan.

7.   Alitas fritas con aderezo jeto

Puedes usar el aderezo que prefieras, sin embargo, te recomiendo que practiques tus propios aderezos en casa para ampliar la variedad de preparaciones que puedes disfrutar sin tener que ir corriendo al supermercado

Estoy seguro de que si eres de aquellos que jamás tuvo experiencia con la cocina esta es la oportunidad de convertirse en un gran cocinero, recuerda que con todo este régimen semanal podrás desarrollar el resto de las semanas que vas a necesitar para llevar a cabo tu dieta, las recetas no son cerradas ni limitantes, está completamente permitido darte el placer de hacer tus propias preparaciones.

En el siguiente capítulo encontrarás 101 recetas en las que desde luego están incluidas todas las mencionadas en este capítulo de manera que te resulte realmente sencillo, pues tras seguir paso a paso cada receta encontrarás que no es para nada un problema llevar a cabo de manera personal y sin ayuda de terceros una dieta pues todo lo que necesitas está exactamente es este maravilloso volumen.

CAPÍTULO 8

RECETAS

Has llegado al capítulo en el que vas a encontrar 101 recetas cetogénicas, este es el contenido necesario para llevar a cabo un régimen de dieta cetogénica sin complicaciones, te estaré entregando grupos de alimentos por secciones con recetas fáciles, prácticas, pero lo mejor de todo es que disfrutarás de la posibilidad de elaborarlo con ingredientes que están cerca de ti.

Pero sigue siendo importante mencionarte como ya lo hice antes que es posible que algunos ingredientes puedan sonarte extraños, eso no es nada de qué preocuparse, una vez descubras el mundo cetogénico veras que es más común de lo que piensas, y que posiblemente muy cerca de ti haya tiendas dedicadas exclusivamente al mundo de la dieta cetogénica.

Otro elemento importante es que debes considerar no ser fundamentalista respecto a estas recetas, cada una de ellas están hecha para hacértelas fácil, sin embargo, date la oportunidad de que 101 recetas se conviertan en cuantas quieras, experimentando con ellas y convirtiéndote en todo un experto de la cocina jeto, avancemos entonces a ver cada receta paso a paso.

Bebidas

Batido de arándanos
Ingredientes:
- 450 ml de leche de coco.
- 135 gm de arándanos.
- 1 ½ cda de zumo de limón.
- ½ cucharadita de extracto de vainilla.

Preparación:
Poner todos los ingredientes en una licuadora y batir hasta conseguir un líquido con una consistencia uniforme, servir con trocitos de arándano.

Batido de fresa
Ingredientes:
- 380 ml de leche de coco.
- 2 taza de fresas frescas.
- 1 ½ cda de aceite de oliva.
- ½ cda de zumo de limón.
- 1 ½ cda de extracto de vainilla.

Preparación:
Agregar los ingredientes a la licuadora y batir de manera constante hasta conseguir una bebida uniforme y sin grumos

Batido con chía
Ingredientes:
- ½ de taza de leche de coco.

- 1 cda de aceite de coco.
- 1 ½ cda de semilla de cacao.
- 1 cda de mantequilla de nuez.
- 1 cda de semilla de chía remojadas en tres cucharadas de agua durante diez minutos.
- 1 aguacate.
- Polvo de cacao.
- 1 cucharada de proteína de chocolate en polvo.

Preparación:

Mezclar todos los ingredientes en la licuadora con dos cubitos de hielo, mezclar bien hasta conseguir una mezcla homogénea, si lo prefiere puede servir con un topping de semilla de cacao y espolvorear canela.

Smoothie de jengibre

Ingredientes:
- 90 ml de leche de coco.
- 4 cucharaditas de jengibre.
- 165 ml de agua.
- 3 cdas de zumo de limón.
- 35 g de espinaca fresca o congelada.

Preparación:

Todo lo que debes hacer es mezclar todos los ingredientes, posteriormente agrega el zumo de lima poco a poco básicamente a tu gusto personal y finalmente espolvorear con jengibre en polvo

Late sin lácteos jeto

Ingredientes:
- 3 huevos.
- 27 g de aceite de coco.
- Extracto de vainilla al gusto.
- Jengibre en polvo.

Preparación:

Solo se debe mezclar los ingredientes en la licuadora, debes tener en cuenta que es una bebida que debes tomar de manera inmediata.

Batido de vainilla cetogénico
Ingredientes:
- 130 ml de leche de coco.
- ¼ de cda de canela molida.
- 40 g de arroz de coliflor.
- 120 ml de leche de almendra.
- 1 cda de mantequilla de almendra.
- 1 cda de extracto de vainilla.

Preparación:

Mezclar todos los ingredientes con la licuadora hasta tener una mezcla que no contenga grumos, servir con hielo y disfrutar de una rica bebida.

Batido de nueces jeto
Ingredientes
- 1 ½ taza de leche de almendra.
- 3 cdas de nueces.
- ½ cda de canela en polvo.
- 1 cda de semilla de lino.
- 1 da de mantequilla de maní.
- 1 pizquita de sal.

Preparación:

Batir en la licuadora las nueces hasta conseguir un polvo fino, mezclar poco a poco la leche de almendras hasta que se haya disuelto bien la harina de almendras, luego agregas el resto de los ingredientes y servir.

Smoothie verde de espinaca y aguacate
Ingredientes:

- ½ aguacate.
- 25 gramos de espinaca fresca o congelada.
- 1 tazas de agua.
- 1 taza de leche de coco.
- 1 cda de aceite de coco.
- Varios cubitos de hielo.

Preparación:

Mezcla en la licuadora constantemente hasta conseguir una mezcla homogénea, una vez bien licuado todo añadir los cubitos de hielo y batir durante un minuto a máxima potencia.

Desayunos

Panqueques de almendra fresa

Ingredientes:
- 2 ½ cucharaditas de harina de almendra.
- 2 cucharaditas de stevia en polvo.
- 50 g de queso crema.
- ½ cda de polvo de hornear.
- 2 cucharadas de harina de coco.
- 1 cda de vainilla.
- 1 huevo.
- ½ cucharadita de bicarbonato.
- 60 g de fresas limpias.

Preparación:

Mezcla todos los ingredientes salvo las fresas, con un batidor o con la licuadora, hasta lograr una mezcla que no resulte tan líquida, una vez que hayas logrado la mezcla correcta, calentar sobre la estufa un sartén y juntar mantequilla o aceite de coco, preparar los panqueques agregando un cucharon de la mezcla hasta dorar de cada lado,

Colocar las fresas en una sartén aparte y cocinar con

dos cucharadas de agua a fuego lento hasta conseguir una mermelada natural, endulzar con splenda o stevia al gusto, servir los panqueques y untar la mermelada de fresa.

Omelette de jamón y queso
Ingredientes:
- 6 huevos.
- 6 rebanadas de jamón cocido.
- 6 rebanadas de queso cheddar.
- Dos cuatro cucharadas de mantequilla.
- Sal y pimienta al gusto.
- Cebollín.

Preparación:

Batir los huevos en un volt y salpimentar al gusto, calentar la sartén a fuego lento, y agregar dos cucharadas de mantequilla para adicionar la mitad de la mezcla cocinar a fuego lento con la sartén tapada por un minuto, luego colocas sobre la capa de arriba tres lonjas de jamón y tres de queso sobre la mitad de la omelette y doblar en media luna, coloca la tapa nuevamente y cocinar por un minuto más, repetir la misma operación con el resto de los ingredientes.

Aguacate Relleno
Ingredientes:
- Un aguacate grande.
- Mayonesa sin carbohidratos.
- 1 lata de atún en aceite o agua.
- Cebollín fresco picado en julianitas.
- Sal y pimienta al gusto.

Preparación:

En un volt mezclar cuatro cucharadas de mayonesa con el atún y el cebollín, salpimentar, cortar el aguacate a lo largo por la mitad y sacar la semilla, en el hoyo del centro agregar la mezcla de la mayonesa y el atún.

Rollitos de queso al estilo cetogénico
 Ingredientes:
-        Ocho lonjas de queso cheddar.
-        Cebollín cortado en finas julianas.

Preparación:

Solo debes enrollar las lonjas de queso y adicionar cebollino a manera de decoración, si lo prefieres puedes acompañar de unas rodajas de pan cetogénico.

Huevos revueltos con tocineta y tostadas de pan Keto
Ingredientes:
-        Tres huevos grandes.
-        Tres lonjas de tocineta ahumada.
-        Una tacita de cebolla picada brunoise.
-        Mantequilla.
-        Sal y pimienta.
-        Rebanadas de pan jeto.

Preparación:

En una sartén derretir la mantequilla sobre la estufa, anexar la tocineta cortada en tiras muy pequeñas, sofreír bien y luego sumar la cebolla, finalmente los huevos previamente batidos y cocinar a fuego lento moviendo de manera continua hasta encontrar la textura deseada.

Untar con mantequilla las rodajas de pan jeto y tostar, servir junto con los huevos, pueden acompañar con una bebida caliente jeto.

Panqueque de frutos secos
Ingredientes:
-        2 ½ cucharaditas de harina de almendra.
-        2 cucharaditas de stevia en polvo.

- 50 g de queso crema.
- ½ cda de polvo de hornear.
- 2 cucharadas de harina de coco.
- 1 cda de vainilla.
- 1 huevo.
- ½ cucharadita de bicarbonato.
- Mix de frutos secos.

Preparación:

Mezclar todos los ingredientes en la licuadora excepto los frutos secos, hasta conseguir una buena mezcla homogénea, al estar listo anexar los secos y cocinar en una sartén a fuego medio un cucharón de mezcla a la vez.

Tortilla jeto de calabacín

Ingredientes:
- Una taza de pulpa de calabacín sin semilla.
- Tres huevos.
- Media taza de cebolla en cuadritos pequeños.
- Sal y pimienta al gusto.
- Queso cheddar opcional.
- Dos cucharadas de mantequilla.

Preparación:

Batir todos los ingredientes en un volt, calentar una sartén a fuego medio y derretir la mantequilla, adicionar la mezcla a fuego medio durante dos minutos y medio por cada lado.

Aguacate con huevo frito

Ingredientes:
- dos huevos.
- un aguacate.
- aceite de oliva o de coco.
- sal y pimienta.

Preparación:

Freír los huevos en abúndate aceite, cortar los

aguacates a la mitad y colocar los huevos fritos dentro de ellos, salpimentar, acompañar con rodajas de pan jeto.

Rollos de jamón y queso con salsa golf
Ingredientes:
- tres rebanas de jamón cocido.
- tres rebanadas de queso cheddar.
- cuatro huevos.
- 1 taza de harina de almendra.
- sal y pimienta al gusto.
- mayonesa sin carbohidratos.
- kétchup jeto.
- mostaza de Dijon.

Preparación:

Mezclar la harina de almendra con los huevos procurando que quede suave, unir agua de ser necesario, sal pimentar, en una sartén antiadherente caliente derretir media cucharada de mantequilla, adicionar media taza de la mezcla y luego sacar el excedente de la sartén, cocinar por ambos lados repetir la operación, al tener dos crepes colocar capas de jamón y queso y enrollar

Para la salsa golf mezclar mayonesa con kétchup cetogénica y media cucharadita de mostaza de Dijon

Ensalada jeto al estilo del chef
Ingredientes:
- ½ lechuga pequeña.
- Un tomate grande sin piel y sin semilla cortado en cascos.
- Un huevo cocido cortados en cascos.
- Dos lonjas de jamón cocido.
- Dos lonjas de queso cheddar.
- 50 gramos de pechuga de pollo.
- Una taza de crema de leche líquida.

- Stevia.
- Sal y pimienta.

Preparación:

Condimentar el pollo y cocinar a la sartén hasta que esté ligeramente dorado por ambos lados, una vez esté bien cocido cortar en tiras de un centímetro aproximadamente, lo mismo con el jamón y el queso, colocar en forma de montaña la lechuga en el centro del plato, a los lados colocar los cascos de tomate, alternando con los cascos de huevo, repetir lo mismo con el jamón, el queso y el pollo.

Para el aderezo solo debes mezclar la crema de leche con stevia y batir hasta que esté muy suave y anexar a la ensalada con una cuchara.

Rollitos de chorizo y calabacín

Ingredientes:

- 1 calabacín grande.
- Cuatro chorizos de tu preferencia.
- Mantequilla.
- Palillos mondadientes.

Preparación.

Laminar el calabacín con una mandolina, untar con abundante mantequilla por ambos lados, cortar los chorizos a la mitad dependiendo el tamaño de estos y enrollar en las láminas de calabacín y pinchar con un palillo, colocar sobre una bandeja engrasada con mantequilla y colocar dentro del horno precalentado a 190° durante 15 minutos

Canapé de atún y aderezo

Ingredientes:

- 5 rodajas de pan jeto tostadas.
- Una taza de aceite de oliva.

- Un huevo.
- Pepinillos agrios.
- Media cucharada de zumo de limón.
- Una lata de atún en aceite o agua.
- Sal y pimienta al gusto.

Preparación:

Para el aderezo adicionar el huevo en la licuadora y batir a velocidad media agregando el aceite en hilito, cuando haya espesado juntar el zumo de limón, sal y pimienta, una vez listo cortar el pepinillo muy menudito y anexar a la mayonesa, colocar una cucharada de aderezo sobre la rebanada del pan y una cucharadita de atún sobre el aderezo, también puedes mezclar el atún con el aderezo.

Tostadas a la francesa cetogénicas

Ingredientes:

- 5 rebanadas de pan jeto.
- 1 taza de leche de almendra sin azúcar.
- 2 huevos.
- ½ cucharadita de paprika.
- ¼ de cucharadita de comino molido.
- Sal y pimienta al gusto.
- Tres cucharadas de mantequilla.

Preparación:

Mezclar todos los ingredientes sin el pan ni la mantequilla, mezclar bien, luego debes introducir las rebanadas de pan dentro de la mezcla y dejar absorber bien. En una sartén caliente a fuego medo derretir la mantequilla y dorar los panes por ambos lados hasta que ya estén relativamente secos y suaves.

Vinagreta de vegetales con galletas saladas jeto

Ingredientes:

- 1 zanahoria.
- 1 berenjena.
- 1 cebolla.
- ¼ de repollo blanco y morado.
- 1 pepino.
- Vinagre blanco.
- Sal y pimienta.
- 5 galletas saladas jeto.

Preparación:

Calentar tres partes de vinagre por una de agua y colocar un sobrecito de stevia mientras aun hierve, en un frasco previamente desinfectado colocar todas las verduras cortadas en bastones o juliana, apagar el agua con el vinagre y dejar reposar unos tres minutos y luego agregar a los vegetales asegurándose que queden bien cubiertos dejar enfriar sin tapa, una vez frio tapar y guardar en la heladera.

Esta receta debe estar lista en tu nevera y sirve perfectamente como tapa o cena también, luego de tres días está lista para colocar sobre las galletas y disfrutar.

Tortilla jeto de chorizo

Ingredientes:

- 3 Huevos.
- ½ taza de calabacín cocido.
- Dos chorizos españoles.
- ½ cebolla.
- Sal y pimienta.
- Aceite de coco o MCT.

Preparación:

Cortar los chorizos en rodajas medianas y freír en abundante aceite, batir los huevos y anexar la cebolla el calabacín y el chorizo, colocar en la misma sartén de los chorizos y tapar, luego meter al horno a 180° y dejar cocinar por 10 minutos.

Budín de brócolis jeto
Ingredientes:
- 1 brócoli de tamaño mediano.
- 1 ½ cucharadita de polvo para hornear.
- 3 huevos.
- ½ taza de harina de almendra.
- 1 taza de leche de almendra.
- Queso mozzarella.

Preparación:

Hervir el brócoli por 3 minutos exactos, procesar el resto de los ingredientes hasta obtener una pasta suave y homogénea, en una bandeja colocar los brócolis y agregar la mezcla por encima y finalmente el queso rallado, introducir en el horno hasta que dore bien.

Ensalada de huevos
Ingredientes:
- Cinco huevos cocidos.
- 4 cucharadas de mayonesa.
- 2 cucharadas de mostaza.
- ½ cebolla.
- 1 manojo de perejil.
- sal y pimienta al gusto.

Preparación:

Mezclar la mayonesa, la mostaza, la cebolla el perejil y salpimentar, cortar los huevos en cascos o de tu manera favorita y mezclar con la preparación de la mayonesa

Panacota de vainilla cetogénico
Ingredientes:
- ½ litro de crema para batir.
- 2 cucharaditas de gelatina en polvo sin sabor.

- 1 cucharada de extracto de vainilla.
- 1 cucharada de eritritol.
- 3 cucharadas de semilla de granada.
- Un ramito de menta fresca.

Preparación:

Disolver cada cuchara de gelatina en una cuchara de agua fría o seguir las instrucciones de la caja, aparte y a fuego medio hervir la crema para batir, junto al extracto de vainilla el eritritol, mover hasta que este espesa, en ese momento apartar del fuego y agregar la gelatina y remover hasta que esté bien disuelta, servir en copas y dejar enfriar para luego colocar en la heladera.

Torre de panqueques gratinados

La preparación de este desayuno es igual a la reflejada en la página 66 para panqueques, la altura estará determinada por la cantidad que desees alternando panqueques con capas de queso mozarela luego llevar al horno precalentado a 120° hasta que queso haya gratinado.

Pescados y aves

Fricase de pollo

Ingredientes:
- 100 gramos de pollo en cubos medianos.
- 1 taza de calabacín.
- 1 taza de zanahoria.
- ½ taza de cebolla en cuadritos chicos.
- Tres dientes de ajo.
- 1 taza de crema de leche.
- Pimientos rojos en cuadros.
- Sal y pimienta al gusto.
- Mantequilla.

Preparación:

Derretir la mantequilla en una sartén y saltear el pollo salpimentado con la cebolla y el pimiento hasta que este dorado, aparte blanquear los vegetales en agua hirviendo una vez blanqueado sacar del agua y agregar al pollo, finalmente agregar la crema de leche al pollo y bajar el fuego hasta que espese, corregir la sal.

Filete de mero puerto rico
Ingredientes:
-                1 filete de mero de 120 gramos aproximadamente.
-        3 cucharadas de mantequilla.
-        3 dientes de ajo.
-        Perejil picadito.
-        Sal y pimienta.
-        Aguacate.

Preparación:
En una sartén sellar el pescado hasta que esté bien dorado por ambos lados, al estar listo agregas a fuego muy lento la mantequilla junto al ajo, dejar cocinar tapado por un minuto con una tapa y luego servir sobre una cama de aguacate. Como opción puedes decorar con puré de coliflor alrededor.

Pollo al disco con verduras
Ingredientes:
-        1 pollo despresado.
-        1 kg de mantequilla.
-        3 calabacines.
-        Dos zanahorias.
-        Dos berenjenas.
-        Hojas de laurel.
-        Tomillo fresco.
-        Orégano.
-        Sal y pimienta al gusto.

Preparación:

En un cuenco grande preferiblemente en un "disco argentino" derretir toda la mantequilla a juego muy lento, introducir el pollo y confitar por una hora, agregar las verduras y confitar una hora más, es importante que la temperatura sea bien baja de manera que el pollo no se desborone al culminar la cocción

Cordón bleu de pollo cetogénico
Ingredientes:
- 1 filete de pechuga de pollo.
- Una lonja de jamón.
- Una lonja de queso.
- Harina de almendra.
- Un huevo.
- Aceite de coco MCT.

Preparación:

Abrir la pechuga bien dina y colocar el jamón y el queso y salpimentar, pasar por el huevo batido, luego por la harina para pasar una vez más por cada ingrediente y freír a fuego lento por 15 minutos.

Fajitas de pollo a la italiana
Ingredientes:
- 125 gramos de pollo sin hueso en tiras largas.
- Una lata de tomates pelados.
- Media cebolla.
- Medio pimiento rojo.
- Perejil.
- Aceite de oliva.

Preparación:

Saltear el pollo en abundante aceite hasta que haya dorado agregar el pimiento y la cebolla y cocinar hasta que estén marchitos, agregar la salsa de tomate y cocinar a fuego lento y finalizar con perejil o albahaca y un buen chorro de aceite de oliva

Ensaladas de atún jeto
Ingredientes:
- 95 gramos de atún fresco.
- Media lechuga.
- Una taza de tomates cherry.
- Cebolla en juliana.
- Aceite de oliva.
- Aceitunas verdes sin hueso.
- Zumo de limón.

Preparación:
Cocinar el pescado en agua con sal hasta que esté blando, desmenuzar, en un cuenco agregar el resto de los ingredientes con abundante aceite de oliva y el zumo de limón, decorar con unas ramitas de perejil.

Pollo al curry cetogénico
Ingredientes:
- 120 gramos de pollo.
- ½ cebolla en juliana.
- 2 dientes de ajo.
- Una cucharada de curry garam masala.
- Una taza de crema de leche.
- Dos cucharadas de mantequilla.

Preparación:
En una sartén caliente saltear el pollo troceado de forma irregular con el ajo machacado, y la cebolla, al dorar agregar la crema de leche el curry y dejar cocinar a fuego lento hasta que este espeso y servir.

Estofado de gallina con verduras
Ingredientes:

- Dos perniles de gallina.
- Una cebolla, una rama de cebollín.
- Una taza de berenjena en cuadros.
- Una taza de brócoli.
- Una taza de zanahoria.
- Mantequilla.
- Sal y pimienta.
- Aceite de oliva.
- Laurel.
- Tomillo fresco.
- Tres tazas de vino blanco.

Preparación:

En una olla onda sofreír la zanahoria rayada con la mantequilla, al obtener un color amarillo agregar la gallina y tapar dejar que se cocine hasta que sude y se evapore sus jugos, en ese punto agregar el vino blanco, cocinar durante 30 minutos a fuego alto agregando agua de ser necesario, finalmente el resto de los ingredientes excepto el brócoli y cocinar a fuego lento durante 30 minutos más, agregar el brócoli, cocinar por tres minutos y apagar.

Pollo a la suiza

Ingredientes:

- Un filete de pollo, pechuga o pierna.
- Una taza de jugo de tomate.
- Dos dientes de ajo.
- Mantequilla.
- Una hojita de laurel.
- Una lonja de queso cheddar o tipo suizo.

Preparación:

Sellar e pollo por ambos lados en una sartén con la mantequilla, el ajo machacado y la hojita de laurel, luego agregar el tomate y cocinar a fuego medio, luego debes sacarlo en una bandeja plana y colocarle el queso, llevar al horno por cinco minutos y listo.

Salmon al ajillo

Ingredientes:

- Una rueda de salmón de 120 gramos.
- 3 cucharadas de Mantequilla.
- Dos dientes de ajo.
- Perejil.
- Sal y pimienta al gusto.

Preparación:

Sellar el pescado por ambos lados con el aceite de oliva, al estar sellado agregar la mantequilla y el ajo sin dejar que dore, cocinar 45 segundos a fuego medio y apagar, agregar el perejil justo antes de servir.

Papillote de lenguado

Ingredientes:

- Un lenguado de tamaño regular.
- Mix de verduras ceto.
- Sal y pimienta.
- Hojas de laurel.
- Aceite de oliva.
- Papel de aluminio.

Preparación:

Agregar bastante aceite de oliva en el papel de aluminio y colocar el lenguado, en la parte interior rellenar con el mix de verduras salpimentar y cerrar el papel de aluminio, cocinar al horno en 180 ° durante 45 minutos.

Albondiguitas de pollo picante

Ingredientes:

- 150 gramos de pollo sin hueso.
- Media zanahoria.
- Tres cucharadas de harina de almendra o de

coco.
- Aceite de oliva.
- Media cebolla.
- Tres dientes de ajo.
- Cuatro gotas de tabasco.

Preparación:

Pasar el pollo por una máquina de moler, o cortar a cuchillo hasta que, de una especie de pasta, procesar junto con la zanahoria, la cebolla, el ajo y la harina y el tabasco, amasar bien y haces bolitas de 25 gramos aproximadamente, freír en abundante aceite a fuego medio, puedes acompañarlo con alguna salsa o comerlo solo.

Filete de merluza a las finas hierbas

Ingredientes:
- Un filete de merluza de 125 gramos.
- Tres cucharadas de mantequilla.
- Una cucharada de finas hierbas francesas.
- Sal y pimienta.
- Aceite.

Preparación:

En una sartén sellar la merluza por ambos lados con un generoso chorrito de aceite de oliva, al sellar agregar la mantequilla y las finas hierbas.

Pastel de pescado cetogénico

Ingredientes:
- 120 gramos de atún cocido y desmenuzado.
- Media cebolla picadita.
- Una tacita de pimiento rojo.
- 3 dientes de ajo.
- Sal y pimienta.
- 4 huevos.

- Aceite, harina de almendra.

Preparación:

Sofreír la cebolla el pimiento y os ajos, luego agregar el pescado y dejar que se integren bien los sabores, aparte batir la clara de los huevos a punto de nieve, luego agregar las yemas de los huevos de manera envolvente, luego en una bandeja onda de hornear agregas capas de huevo y capaz de pescado hasta que llegue al borde, asegúrate que la última capa sea de huevo y horneas a 200° durante 25 minutos.

Alitas de pollo a la bbq

Ingredientes:

- 6 alitas de pollo.
- Una salsa de salsa de soya.
- Una taza de mostaza de Dijon.
- Una taza de kétchup jeto.
- Una taza de vinagre.
- Aceite de oliva para freír.
- Sal y pimienta al gusto.

Preparación:

Condimentar el pollo y freirá en abundante aceite, para la salsa mezclar todos los ingredientes y dejar cocinar a fuego medio endulzar con esplenda y cocinar hasta que tenga el espesor deseado, una vez listo introducir las alitas en la salsa.

Marmitako de pescado cetogénico

Ingredientes:

- 125 gramos de pulpa de pescado preferiblemente atún en cubos grandes.
- Cebolla en juliana.
- Tomates en juliana.
- Puré de tomate.

- 3 dientes de ajo.
- Una ramita de tomillo.
- Una hojita del laurel.
- Aceite de oliva.
- Sal y pimienta.
- Una cucharada de licor pernod.

Preparación:

Sofreír la cebolla, el tomate y el ajo hasta transparentar, agregar el pescado las especias y el puré de tomate, dejar cocinar a fuego medio y finalmente agregar el chorrito de pernod.

Magret de pato con tocino

Ingredientes:

- Una pechuga de pato de 100 gramos aproximadamente.
- Seis tiras de tocino ahumado.
- Mantequilla.
- Especias.

Preparación:

Salpimentar el pato y sellar por ambos lados a término medio, luego envolver con la tocineta y en una bandeja para hornear introducir al horno a 150° por 15 minutos.

Robalo en salsa marinera

Ingredientes:

- Filete de robalo.
- 50 gramos de mariscos.
- 1 lata de puré de tomates.
- Una tacita de cebolla finamente picada.
- Dos dientes de ajo.
- Aceite de oliva.

Preparación:

Sellar el pescado a la sartén por ambos lados y

reservar, en la misma sartén derretir la mantequilla con la cebolla y el ajo, saltear los mariscos y luego agregar el puré de tomate, cocinar a fuego medio, corregir la sal y pimienta, introducir el pescado en la salsa y cocinar a fuego lento por 5 minutos y servir con los mariscos sobre el pescado.

Combinado mixto a la parrilla con verduras

Ingredientes:
- 30 gramos de filete de pollo.
- 30 gramos de punta de anca con la grasa.
- Un chorizo.
- 1 berenjena.
- 1 calabacín.
- Ajos.
- Sal y pimienta.

Preparación:

Sobre la parrilla al carbón colocar las tres carnes y los vegetales en rueda previamente condimentada con ajo sal y pimienta al gusto, cocinar por ambas partes hasta sellar bien.

Pavo navideño jeto

Ingredientes:
- Un pavo sin viseras.
- Tres tazas de Frambuesas.
- 2 Cebolla.
- 1 cabeza de ajo.
- Pimienta de cayena.
- Mantequilla.
- Laurel.
- 2 ramas de apio.
- Dos tazas de vino tinto.

Preparación:

Condimentar bien el pavo, introducir trocitos de mantequilla debajo de la piel, y meter al horno precalentado a 200° durante hora y medio o hasta que ya no sangre al puyarlo.

Con el vino tinto y la frambuesa vas a licuar junto a la cebolla el ajo y el apio hasta que quede lo más integrado posible, a medida que el pavo se va cocinando ir bañando con esta mezcla del vino. Después de estar cocido dejar reposar 15 minutos y cortar.

Carnes

Rollo de Carne al horno
Ingredientes:
- 	-150 gramos de carne molida.
- 	Pimienta de cayena.
- 	Dos huevos cocidos.
- 	5 lonjas de tocineta ahumada.
- 	Sal.
- 	Paprika.
- 	1 huevo crudo.
- 	Tres cucharadas de harina de almendras.
- 	Papel de aluminio.

Preparación:
Mezclar la carne molida con la harina, el huevo crudo y los condimentos, amasar un poco y luego extender en el papel de aluminio, sobre la carne extendida colocar las tocinetas a lo ancho, los trozos de huevo y enrollar, presionar con el papel en forma de caramelo y hornear a 200° por 45 minutos.

Pastel del pastor
Ingredientes:
- 	800 gramos de carne de cordero molida.

- Una taza de salsa de soya.
- 3 dientes de ajo.
- ½ cucharadita de tabasco.
- ½ cebolla picadita.
- Mantequilla.
- Una coliflor grande.
- 1 taza de Crema de leche.
- 1 huevo.
- Queso mozzarella rallado.
- Sal y pimienta negra.

Preparación:

Derretir la mantequilla y sofreír la cebolla y el ajo, agregar la carne y cocinar bien, luego agregar la salsa de soya y la cucharadita de tabasco.

Para el puré cocinar el coliflor en agua hirviendo, luego tritura con un pasa puré, adicionar la crema de leche, en un molde de hacer lasaña hacer una capa de puré en el fondo del molde y luego agregar la carne en el centro y finalmente otra capa de puré y el queso mozzarella, introducir en el horno caliente a 200° por 15 minutos o hasta que esté gratinado dejar reposar para cortar en cuadros grandes.

Chuleta de cerdo con queso azul

Ingredientes:

- Una chuleta de cerdo de buen tamaño.
- Una taza de crema de batir.
- Diez gramos de queso azul.
- Sal y pimienta al gusto.
- Mantequilla.

Preparación:

En una sartén sellar la chuleta por ambos lados hasta que esté bien cocido, aparte cocinar a juego muy lento el queso azul con una cucharadita de mantequilla, cuando esté disuelta agregar la crema y mezclar bien. Una vez listo servir la chuleta en el plato y glasear con la salsa de queso azul.

Salteado de cerdo con verduras
Ingredientes:
- 120 gramos de lomo de cerdo.
- ½ cebolla.
- ½ pimiento.
- Aceite de oliva.
- 1 taza de calabacín en julianas.
- 1 taza de zanahoria en julianas.
- 2 dientes de ajo.
- Un chorrito de coñac.

Preparación:
Templar el aceite de oliva en un bowl y agregar el cerdo salpimentado y cortado en tiras finas, una vez sellado agregar las verduras y saltear y agregar el chorrito de coñac, flambear y listo para servir.

Costillas de cerdo agridulce
Ingredientes:
- Una tira de costillas de cerdo.
- Una taza de mostaza de Dijon.
- Una taza de kétchup jeto.
- Una taza vinagre.
- El zumo de medio limón.
- Esplenda.
- Sal y pimienta.

Preparación:
Salpimentar las costillas y hornear glaseando constantemente con salsa de soya hasta que hayan dorado bien. En una olla aparte agregar el vinagre con esplenda, salsa kétchup, la mostaza y el limón, dejar reducir a fuego

lento y luego introducir las costillas hasta que absorban el sabor del agridulce.

Ensalada asiática de res picante
Ingrediente:
- 120 gramos de lomo de res.
- ¼ de radiccio fresco.
- ½ calabacín en julianas.
- ½ zanahoria en julianas.
- 1 taza de salsa de soya.
- 1 taza de vino tinto.
- 10 gramos de jengibre.
- Sal y pimienta.
- Una cucharada de tabasco.

Preparación:

Marinar la carne la noche anterior con la taza de vino, una taza de soya, el picante y el jengibre, al día siguiente cocinar la carne a la sartén en aceite bien caliente, al sellar reservar, en un volt agregar todos los ingredientes vegetales y sazonar bien con aceite de canola, sal pimienta y la otra taza de salsa de soya, al final agregar las tiras de carne picante una vez estas estén poco calientes para evitar que marchiten la ensalada.

Punta de anca café parís
Ingredientes:
- 130 gramos de punta de anca de res.
- Sal y pimienta al gusto.
- Mantequilla.
- Tomillo.
- Orégano.
- Albahaca.

Preparación:

Para el café parís solo debes cortar las hierbas muy

finamente y mezclarlas con la mantequilla, agregar en un molde y colocar a congelar, una vez que este congelado colocar la punta de anca previamente sazonado a la parrilla, al término de tu preferencia, mientras aún esté en la parrilla cortar trozos de mantequilla congelada y colocar sobre la carne, servir antes que se derrita completamente la mantequilla

Lomo de res jeto en salsa de champiñones
Ingredientes:
-        centro de lomo de res de 120 gramos aproximadamente.
-        una taza de caldo concentrado de res.
-        Tres cucharadas de crema de batir espesa.
-        Media cebolla en cuadritos pequeños.
-        Media taza de brandy.
-        Una taza de champiñones en láminas.
-        Dos cucharadas de mantequilla.
Preparación:
Sellar el centro del lomo cortado tipo mariposa al termino de tu preferencia, al culminar la carne agregar en la misma sartén la cebolla y los champiñones saltear bien y agregar el brandy, el evaporar agregar el caldo de res y la crema, cocinar a fuego lento y dejar espesar, servir el lomo de res y glasear con la salsa de champiñones.

Albóndigas en salsa
Ingredientes:
-        80 gramos dé carne de res.
-        50 gramos de carne de cerdo.
-        Una lata de puré de tomates.
-        Albahaca fresca.

- Ajo en polvo.
- Una cebolla grande.
- Orégano.

Preparación:

Para las albóndigas mezclar ambas carnes, rayar media cebolla y agregarle el ajo molido junto con el orégano cortado muy menudo, mezclar bien y hacer bolitas de 20 gramos cada una, colocar en una bandeja y meter al horno precalentado a 190° por 20 minutos.

Para la salsa sofreír la cebolla con ajo en una olla profunda, agregar el puré de tomate u dejar reducir, sazonar con sal y pimienta orégano y albahaca, al estar las albóndigas agregarlas a la salsa y dejar cocinar por cinco minutos a fuego lento.

Costilla de cordero en mantequilla de frutos secos

Ingredientes:

- 120 gramos de costillitas de cordero.
- 40 gramos de mix de frutos secos.
- Mantequilla.
- Ramita de tomillo.
- Sal y pimienta.

Preparación:

Sellar las costillas de cordero al sartén a término medio y reservar, en la misma sartén saltear los frutos secos troceados a cuchillo muy pequeños, agregar la mantequilla, luego introduces las costillas y culminas la cocción en el horno a 150° por 15 minutos

Hamburguesa jeto

Ingredientes:

- 90 gramos de carne molida de res.
- Dos pepinillos.
- Una cucharada de mostaza de Dijon.

- Una lechuga americana.
- Un tomate.
- Cebollas moradas.
- Aderezo golf.

Preparación:

Hacer una albóndiga con la carne y sellar a la sartén, tomar varias hojas de lechuga y hacer dos capas fuertes que servirán como las capas de pan, colocar la carne al termino de tu preferencia, mostaza de Dijon u capas de cebolla, pepinillo y tomate, y al final una cucharada de la salsa golf.

Strogonoft de res jeto

Ingredientes:

- 120 gramos de res en juliana preferiblemente lomo.
- Una taza de crema para batir.
- Una cucharada de mostaza de Dijon.
- Media cebolla en juliana.
- Una taza de pepinillo en láminas.
- Una taza de champiñones.
- Media taza de brandy.
- Mantequilla.

Preparación:

En una sartén bien caliente con tres cucharadas mantequilla saltear la carne previamente sazonada, luego agregar la cebolla y dejar cocinar, cuando haya mermado los jugos flambear con brandy.

Una vez evaporado el brandy agregar los champiñones el pepinillo y saltear, seguidamente la crema y por último la mostaza, cocinar por dos minutos a fuego muy bajo y luego apagar.

Linguinis de calabacín boloñesa

Ingredientes:

- Dos calabacines de buen tamaño.
- cien gramos de carne molida de res.
- Una taza de puré de tomate.
- Media taza de cebolla.
- Tres dientes de ajo.
- Una hoja de laurel.
- Orégano.
- Albahaca.
- Mantequilla.

Preparación:

Sofreír la cebolla cortada en cuadritos con la mantequilla y los dientes de ajo, agregar la carne e integrar bien al sofrito, luego agregas el puré de tomate y las hierbas y dejar cocinar a fuego muy lento por 45 minutos un una máquina de hacer linguini hacer espagueti de los dos calabacín, pasar solo por 10 segundos por agua hirviendo con sal y servir en el plato, agregar la salsa encima del linguini y espolvorear queso parmesano.

Goulash jeto

Ingredientes:

- 150 gramos de carne magra de cordero en cubos.
- Una berenjena en cuadros.
- Media cebolla.
- Dos dientes de ajo.
- Una taza de tomate picadito.
- Una hoja de laurel.
- Una ramita de orégano.
- Una taza de vino tinto.
- Aceite de coco.
- Una taza de caldo oscuro de res.

- 	Tres cucharadas de crema.
- 	Una cucharada de mostaza.

Preparación:

En una olla onda debes sofreír la carne previamente sazonado con sal y pimienta, al sellar bien agrega la cebolla el tomate cortados muy pequeños, luego el vino tinto y las hiervas aromáticas.

Las berenjenas deben cortarse en cubos grandes y freír, una vez bien dorados agregar al guiso y culminar con la crema y la mostaza, cocinar cinco minutos y retirar del fuego.

Lomo de cerdo en salsa de arándanos y fresa

Ingredientes:
- 	Un lomo de cerdo entero.
- 	Trozos de grasa del cerdo.
- 	Cebolla.
- 	Pimientos rojos.
- 	Dos tazas de arándanos.
- 	Dos tazas de fresa.
- 	Stevia.
- 	Sal y pimienta.
- 	El zumo de medio limón.
- 	Mix de hierbas.

Preparación:

Amarrar el lomo a manera de darle una buena forma redondeada y larga, hacer leves incisiones con un cuchillo, introducir la grasa y trozos de cebolla, meter al horno a una temperatura de 250° por treinta minutos, aparte licuar las fresas y las frambuesas con el zumo de limón, agua y stevia, agregar poco a poco a medida que el cerdo va cocinando, igualmente puedes agregar trocitos de arándano y fresas entera para deshidratar con el fuego e intensificar el sabor.

Codillo guisado cetogénico

Ingredientes:
- 250 gramos de codillo.
- 1/2 lata puré.
- 2 dientes ajo picados.
- 2 cda cebolla picada.
- 1 taza de pimiento en cuadritos.
- 1 cda salsa de soya.
- 1 cucharada de ajo molido.
- 5 hojas lechuga romana.
- 3 tomates maduros enteros.

Preparación:

Agrega la cebolla y el ají para freírlas En una paila con aceite bien caliente. Incorpora el codillo, revuelve para que se dore bien por todos lados, una vez dorado agrega agua hasta cubrirlo y cocínalo a llama muy alta, Si necesitas agregar más agua para que se suavice, luego agrega el puré de tomates y la salsa de soya, si lo prefieres puedes agregar unas gotas de tabasco, Revuelve y deja que la salsa se una bien y queden integrado todos los sabores.

Burritos cetogénicos

Ingredientes:
- 1 aguacate.
- crema agria.
- 1 taza lechuga picada.
- Sal y Pimienta.
- 150 gramos de carne molida.
- Salsa de soya.
- Polvo de ajo.
- Media cebolla.
- 1 ½ taza queso rallado parmesano.

Preparación:

Sazonar la carne, luego en una sartén agregar aceite y sofreír la carne de manera que quede bien suelta, Añadir la cebolla y el polvo de ajo y revolver bien hasta que se evapore un poco el agua, Cocinar hasta que la mezcla esté uniforme.

En una sartén antiadherente agregar el queso parmesano de manera uniforme por todo el sartén hasta que este dore colocar la carne dentro y enrollar antes que se ponga dura, repetir la acción hasta usar toda la carne y el queso.

Rollitos de res con vegetales Cetogénicos
Ingredientes:
- Tres bistec de res de 70 gramos cada uno.
- 100 gramos de mixto de vegetales Cetogénicos.
- Una taza de vino tinto.
- Sal y pimienta.
- Mantequilla.
- Palillo mondadientes.

Preparación:

Pisar la carne hasta que quede bien delgada, agregar un puñito de vegetales y enrollar, sostener con un palillo y colocar en una bandeja honda agregar el vino tinto, salpimentar e introducir al horno a 250° durante 24 minutos.

Brochetas de chorizo y champiñones al carbón
Ingredientes:
- 5 chorizos.
- 100 gramos de champiñones frescos.
- Una cebolla.
- Salsa de soya.

-        Aceite de oliva.
-        Orégano.
-        Sal y pimienta.

Preparación:

Cortar los chorizos en dos o tres, de acuerdo con el tamaño y hacer pinchos alternado chorizo, cebolla y champiñón, colocar sobre la parrilla, en un volt incorporar la salsa de soya, el aceite de oliva y las hierbas, con una brochita de cocina untar cada vez que se le dé vueltas a la brochetas, repetir esto hasta que las brochetas estén bien cocidas.

Steak Tartar de res jeto

Ingredientes:
·   1 cda de salsa Perrins.
·   Sal y Pimienta.
·   Una cucharadita de aceite de oliva extra virgen.
·   Una cda de cebollino.
·   Una cda de pepinillo.
·   media cucharadita de mostaza de Dijon.
·   1 yema de huevo de codorniz.
·   Media cucharadita de Tabasco.
·   250 g de lomo de res cortado a mano.
·   Una cda de alcaparras.

Preparación:

Solo vas a unir todos los ingredientes muy bien y corregir el sabor, asegúrate de tener buena hidratación con aceite para evitar que se desmolde una vez servido, y en la parte superior de la preparación debes agregar la yema de huevo de codorniz.

Frutas y vegetales

Omelette de vegetales

Ingredientes:

- 3 huevos grandes.
- Una taza de vegetales mixtos.
- Sal y pimienta.
- Mantequilla.

Preparación:

Saltear los vegetales con dos cucharadas de mantequilla, una vez transparente batir los huevos y agregar los vegetales, en una sartén antiadherente se coloca una cucharada de mantequilla y a derretir agregar la mezcla de los huevos con los vegetales, cocinar a fuego medio hasta que dore por ambos lados.

Taza de frutas mixtas cetogénica

Ingredientes:

- Mix de frutos secos.
- Una taza de mora.
- Una taza de frutilla.
- Una cucharadita de trocitos de coco.
- Una taza de crema para batir.
- stevia en polvo.

Preparación:

Mezclar la crema con la stevia y batir hasta que esté blanda y suave, en un cuenco mezclar todas las frutas con la crema, si lo prefieres agrega un chorrito de zumo de lima.

Vegetales al graten

Ingredientes:

- 150 gramos de mixto de vegetales cetogénicos.
- Una taza de crema para batir.
- Una taza de queso mozzarella.
- Tres cucharadas de Mantequilla.

-        Sal y pimienta.

Preparación:

En una sartén agregar mantequilla y derretir a fuego medio, luego saltear los vegetales y agregar la crema, menear bien y colocar la mitad del queso. Una vez la crema haya espesado agregar en una cazuela de hornear y espolvorear queso, hornear hasta gratinar.

Palitos de vegetales con aderezo

Ingredientes:

-        Una zanahoria en bastones.
-        Una tasa raíces de apio en bastones.
-        Una tasa de calabacín en bastones.
-        25 gramos de mayonesa.
-        Una ramita de cebollín.
-        Media cucharadita de mostaza de Dijon.

Preparación:

Mezclar la mayonesa con el cebollín y la mostaza de Dijo, y usar para untar los palitos de vegetales Cetogénicos.

Sándwich de queso con tapas de tomate

Ingredientes:

-        Tos tomates grandes pelados.
-        Dos bolas de queso de mozzarella de búfala.
-        Dos cucharadas de aceite de oliva.
-        Sal y pimienta.
-        Aceitunas negras en láminas.

Preparación:

Cortar los tomates en ruedas y la mozzarella en láminas, colocar una lámina de queso dentro de dos tapas de tomate y una rebanada de aceitunas negras, aceite soportadas con un palillo mondadientes aderezar con sal y pimienta y un chorrito de aceite de oliva

Calabacines al graten

Ingredientes:

- Un calabacín grande.
- Una taza de cebolla en cuadritos pequeños.
- Un diete de ajo.
- Una pechuga de pollo.
- Una taza de crema para batir.
- Una taza de parmesanos rallado.
- Una taza de vinagre blanco.
- Dos cucharadas de mantequilla.

Preparación:

Cortar el calabacín a lo largo y sacar toda la comida del centro, aparte en una sartén agregar la mantequilla y al derretir saltear el pollo, agregar la cebolla y el ajo y saltear hasta dorar bien, una vez esté bien sellado agregar la crema y cocinar a fuego lento hasta espesar.

Colocar esta mezcla dentro de los calabacines y espolvorear con queso parmesano, hornear a 190° hasta que haya dorado el queso.

Champiñones rellenos

Ingredientes:

- 5 champiñones portobello de buen tamaño.
- Una taza de queso crema.
- Una lata de atún en agua.
- Cebollín fresco.
- Sal y pimienta.

Preparación:

Mezclar el atún con el queso crema y el cebollín cortado en finas julianas, colocar una cucharada a cada uno de los champiñones y hornear a 150° por 20 minutos o hasta que el champiñón se torne suave.

Ratatouille
Ingredientes:
- Un pimiento rojo y uno verde.
- Un calabacín.
- Una berenjena.
- Una taza de aceite de oliva.
- Dos dientes de ajo.
- Dos tomates de buen tamaño.
- Mix de hierba provenzal.
- Perejil.
- Sal y pimienta al gusto.

Preparación:

Lo primero que se debe hacer es picar todas las verduras en ruedas de un grosor de un centímetro aproximadamente, las berenjenas se colocan en agua aparte por unos 30 minutos para matar un poco lo amargo, luego colocar en una bandeja de hornear capaz de cada una de las verduras hasta haberlas colocado todas.

Por último, vas a hacer una mezcla del aceite de oliva, el ajo y las hiervas con las que vas a untar todas las verduras y sal pimentar a gusto.

Con el horno a 180° previos se coloca la bandeja y dejar hornear por unos 30 minutos y listo para servir.

Croquetas de coliflor con salsa tártara
Ingredientes:
- Una coliflor grande.
- Una taza de mayonesa.
- Una taza de pepinillo picaditos.
- Media taza de alcaparra picaditas.
- Dos huevos.
- Una taza de harina de almendras.
- Aceite de coco.
- Sal y pimienta al gusto.

Preparación:

Sumergir la coliflor en agua con vinagre por 5 minutos, luego cocinar en agua hirviendo con sal durante 3 minutos, una vez cocinados reservar hasta enfriar, aparte preparar una mezcla con el huevo y la harina, en una sartén calentar abundante aceite y rebosar los trocitos de coliflor e ir friendo.

En un cuenco pequeño mezclar la mayonesa, con el pepinillo y la alcaparra, y usar como aderezo para la coliflor.

Rollitos de repollo con picadillo

Ingredientes:
- Un repollo mediano.
- 30 gramos de carne de cerdo.
- 30 gramos de chorizo ahumado.
- 30 gramos de chicharrón.
- Media cebolla.
- Dos dientes de ajo.
- Dos cucharadas de mantequilla.
- Una taza de crema para batir.
- Dos cucharadas de brandy.

Preparación:

Rehogar en una sartén la cebolla y el ajo picaditos con la mantequilla, agregar la carne de cerdo el chorizo y el chicharrón previamente picados y dorar muy bien, cuando ya esté bien seco y se esté pegando de la sartén agregar el brandy y flambear, por último, cuando haya evaporado agregar la crema, dejar cocinar a fuego muy lento por dos minutos y retirar del fuego.

Tomar hojitas cetogénica de repollo bien lavadas y rellenar con la preparación para luego enrollarlas, procura reservar un poco de la salsa para glasear, colocar en una bandeja y hornear a 180° por 15 minutos, servir y agregar el resto de la salsa.

Panaché de vegetales con caldo de ave
Ingredientes:
- Una coliflor mediana.
- Un brócoli mediano.
- Un calabacín.
- Media cebolla.
- Corazones de alcachofa.
- Un litro de caldo de ave clarificado.
- Tomillo.
- Laurel.
- Pimienta.
- Sal.

Preparación:
Esta preparación es muy sencilla especial para subir las defensas, colocar todos los ingredientes previamente bien lavados en una olla y colocar el consomé de aves, salpimentar y condimentar y cocinar a fuego medio por 10 minutos, servir a manera de sopa y espolvorear con pimienta.

Aguacates rellenos con huevo y salmón
Ingredientes:
- Un aguacate grande.
- Dos huevos.
- Dos láminas de salmón ahumado.
- Eneldo.
- Sal.
- Pimienta.
- Paprika.

Preparación:
Cortar el aguacate a la mitad, doblar las láminas de salmón y colocar en el aguacate procurando que tome la

forma del hoyo, sobre el salmón incorporar el huevo crudo y llevar por 10 minutos al horno precalentado a 190° y está listo para servir.

Crema fría de yogur y pepino

Ingredientes:
- Un Pepino grande.
- Un Yogur griego.
- Una ramita de cebollín.
- Dos dientes de ajo.
- Vinagre de manzana.
- Pimienta y sal al gusto.
- Una tasa de aceite de oliva.
- Menta fresca (opcional).

Preparación:

Lavar y pelar los pepinos, trocear para luego poner en el vaso de la batidora. Igualmente se debe trocear el diente de ajo, el cebollín agregamos sal al gusto, vinagre, pimienta negra, y por último el aceite de oliva y la menta, se procesa todo con la batidora y la licuadora junto con el yogur griego hasta lograr una textura consistente sin grumos, y se coloca en la heladera toda la noche.

Asegúrate de servirá bien fría si lo prefieres agrega hielo, y decora con una hojita de menta y pepinos, solo ten cuidado de no aguar la crema con el hielo.

Crema de berenjenas con pistachos

Ingredientes:
- Tres berenjenas grandes.
- 24 gramos de mantequilla de maní.
- 20 gramos dé Pistachos.
- 80 gramos de yogur griego natural.
- Una cucharadita de zumo de limón.
- Comino molido.

- Páprika.
- 1 diente de ajo.
- Pimienta y sal al gusto.
- Media cucharadita de cilantro en grano.
- Tres cucharadas de aceite de oliva.
- Perejil fresco.
- Pistachos.

Preparación:

Lavar y cortar las berenjenas en cuadros pequeños, Introducir en una olla honda y agregar un chorrito de aceite de oliva además de una pizca de sal. Luego incluimos el diente de ajo picado, cocinar por 10 minutos a fuego medio alto, cuando esté listo sacar y extender en una bandeja plana hasta que este fría.

Luego en la licuadora o una procesadora triturar los pistachos y si deseas como opcional puedes usar semillas de calabaza tostadas, las semillas del cilantro sal y pimienta. Luego agregar las berenjenas el yogur, la mantequilla de maní, y el zumo de limón, condimentar con la especias y procesar lentamente hasta tener una pasta homogénea.

Usa esta preparación para acompañar trocitos de verduras jeto o con tostadas de pan cetogénico, igualmente puedes aderezar incluso ensaladas.

Chop suey con cerdo

Ingredientes:

- Medio repollo.
- Una zanahoria en finas julianas.
- Una cebolla en juliana.
- Pimentón en juliana.
- 125 gramos de lomo de cerdo.
- Una taza de salsa de soya.
- Sal y pimienta.

- Media cucharadita de jengibre rallado.
- Aceite de coco.

Preparación:

Lo primero es cortar el cerdo en tiras y condimentar con sal pimienta y jengibre rallado, saltear con el aceite bien caliente en un volt, al sellar bien incluyes la salsa de soya, dejas que cocine un minuto y agregas el resto de los vegetales cortados en julianas, procurar no exceder el tiempo de cocción para que las verduras queden tiernas y firme.

Ensalada verde

Ingredientes:

- Un aguacate.
- Un tomate verde.
- Pepino.
- Espinaca cruda.
- Aceite MCT.
- Sal y pimienta.

Preparación:

Esta ensalada es para servir y comer de manera inmediata, cortar todos los ingredientes en cubos y mezclar con la espinaca, sal pimentar y aderezar con abundante aceite, esta ensalada es ideal para los procesos de cetosis, de manera que deberías incluirla al menos una vez a la semana en tu menú.

Huevos horneados con calabacín

Ingredientes:

· Un calabacín de buen tamaño.
· Una rama de cebollín.
· 2 huevos.
· Cúrcuma molida.
· Dos dientes de ajo.

·   Sal y Pimienta.
·   3 cucharaditas de aceite de oliva.
·   Perejil fresco.

Preparación:

Lavar y cortar el calabacín en cubos pequeños, engrasar dos cazuelas pequeñas individuales. Incorporar con el cebollín muy picado y salpimentar luego se añade la cúrcuma, el ajo y hierbas aromáticas al gusto.

Hornear tapado por unos diez minutos en un horno precalentado a unos 200°, al cabo de ese tiempo se saca del horno y se espera que se enfrié, una vez enfriado se le debe abrir un hueco en el centro, agregar un huevo en cada cazuela y salpimentar, llevar nuevamente al horno hasta que los huevos estén en el punto de su preferencia, servir luego con perejil fresco picadito.

Papas fritas jeto

Ingredientes:

-    Dos berenjenas.
-    Harina de almendra.
-    Pimienta de cayena.
-    Dos huevos.
-    Aceite de coco.

Preparación:

Cortar las berenjenas en bastones gruesos y agregar sal por todos los lados para evitar el amargor, aparte en un volt batir los huevos hasta que queden completamente espumosos, hacer por otro lado una mezcla de la harina, la pimienta de cayena, sal y pimienta negra al gusto, luego pasar los bastones por el huevo, luego la harina y finalmente el huevo nuevamente, colocar en una bandeja para hornear y rociar con abundante aceite en aerosol y hornear a 200° hasta que estén bien crujientes

Ensalada cremosa de yogurt con rabanitos espinaca y col.
-        300 gramos de yogur natural.
-        Una cucharadita de comino molido.
-        Media cucharadita de comino.
-        Media cucharadita de semillas de mostaza.
-        Dos dientes de ajo.
-        seis rábanos pequeños.
-        una hoja grande de col.
-        un manojo de hojas de brotes de espinaca.
-        una taza de perejil picado.
-        una cucharadita de cebollín picado.
-        una cucharada de cilantro picado.
-        cucharada de zumo de limón.
-        Paprika.
-        dos cucharadas de aceite de oliva.
-        pimienta y sal.

Preparación:

Batir un poco el yogur, por otro lado, se lavan los rabanitos, cortar los tallos y picar o rallar muy finos. Lavar y picar las hierbas frescas, la col y las espinacas.

Tostar el comino molido y en grano, la mostaza y el ajo en una sartén a fuego medio, asegúrate que no tenga nada de aceite, Añadir al yogur, salpimentar y mezclar, luego debes incorporar los vegetales, y el zumo de limón, una cucharada y mezclar bien. Corrige la sal. Añadir un chorrito de aceite de oliva a final y un poquito de paprika.

Gratinado de aves con coliflor y cuatro quesos
Ingredientes:
-        100 gramos de pierna de pollo sin hueso ni piel.
-        100 gramos de pato.
-        Una cebolla mediana.

- Dos dientes de ajo.
- 10 gramos de queso azul.
- Una taza de queso tipo americano rayado.
- Una taza de queso tipo suizo o mozzarella.
- Una taza de vino blanco.
- Una taza de crema de leche.
- Tres cucharadas de mantequilla.

Preparación:

Saltear en una sartén el pollo y el pato cortado en tiras finas, agregar la cebolla, el vino y el ajo, tan pronto comience a hervir coloca el coliflor y dejar cocinar con el vapor del alcohol del vino, cuando seque se agrega la crema y el queso y mezclar bien, colocar en una bandeja de hornear y hornear por 10 minutos.

Berenjenas alioli

Ingredientes:

- Dos berenjenas grandes.
- Pizca de sal.
- Tres dientes de ajo.
- Una taza de aceite de oliva.
- Tostadas de pan jeto.

Preparación:

Cortar las berenjenas a cuadro y espolvorear sal dejar reposar por 30 minutos, luego freír en aceite bien caliente hasta que dore, aparte sofreír el ajo bien machacado en aceite de oliva, cuando haya transparentado agregar las berenjenas fritas saltear por un minuto y retirar del fuego, sírvase sobre rebanadas de pan tostados cetogénico.

Meriendas

Galletas de coco cetogénicas
Ingredientes:
-        100 gramos coco rallado.
-        Tres cucharadas crema de leche.
-        Stevia en polvo.
-        una cucharadita esencia de vainilla.
-        tres cucharadas cacao.
-        2 huevos.
Preparación:
Mezclar todos los ingredientes en un volt hasta que haya una pasta homogénea, en una bandeja engrasada y enharinada agregar cucharadas grandes de la mezcla y aplastar en forma de galleta, hornear con una temperatura previa a 190° por 10 a 15 minutos.

Cascos de huevos con mayonesa ranchera
Ingredientes:
-        Tres huevos grandes.
-        Una taza de mayonesa.
-        Media cucharadita de tabasco.
-        Un cuartito de cebolla morada picadas muy pequeñas.
-        Dos cucharadas de pimiento rojo bien picadito.
-        Una cucharada de Perejil picado.
-        Dos chorizos.
Preparación:
En primer lugar, cocinar los chorizos al horno, hasta que estén bien cocidos, dejar enfriar y cortar muy pequeños, mezclar con la mayonesa, cebolla, perejil, tabasco, y el pimiento, por su parte los huevos se cocinan en agua hasta que estén bien duros, luego quitar la cascara y cortar en cascos, untar de la mayonesa ranchera.

Chicharrón de cerdo

Ingredientes:
-        200 gramos de piel de cerdo con carne.
-        Una cucharadita de bicarbonato de sodio.
-        Aceite de coco.
-        Sal al gusto.

Preparación:

En un cuenco dejar la piel con agua, la sal y el bicarbonato durante toda la noche, al día siguiente freír en abundante aceite hasta que esté bien crocante

Chupetitas de pollo

Ingredientes:
-        7 chupetitas de pollo.
-        Harina de almendras.
-        Aceite de oliva.
-        Dos huecos.
-        Sal y pimienta.

Preparación:

Dejar marinar las chupetitas de un día para otro en agua con sal y hiervas de tu preferencia, al día siguiente sacar del agua, pasar por la harina, luego el huevo y finalmente nuevamente la harina, freír en aceite con fuego medio hasta que estén bien doraditas.

Chips de queso parmesano

Ingredientes:
-        Tres tazas de queso parmesano rallado.
-        Mantequilla en aerosol.
-        Pimienta de cayena.
-        Paprika.

Preparación:

Mezclar el queso con la pimenta de cayena y la paprika, en una sartén antiadherente rociar mantequilla en aerosol y colocar la mitad de cada taza de queso una a una y regar en la sartén al dorar y compactar se voltean hasta que doren por el otro lado.

Crepes de chocolate jeto

Ingredientes:
- Ocho huevos.
- 450 ml de crema para batir.
- 130 ml de agua.
- Una pizca de sal.
- Quince gramos de cascara de psyllium en polvo.
- 80 gramos de mantequilla.
- Dos cucharadas de cacao en polvo.

Preparación:

Lo primero es mezclar con una batidora de mano los huevos junto a la crema, el agua, la sal y el cacao, ir añadiendo el psyllium poco a poco hasta tener una mezcla uniforme y homogénea, en una sartén derretir la mantequilla y agregar de la mezcla una capa muy fina que debes cocinar por ambos lados y retirar rápidamente. Servir con arándanos o fresas y una bola de helado de limón jeto.

Tortilla capressa

Ingredientes:
- 4 huevos.
- Una taza de tomates cherry costados a la mitad.
- Albahaca fresca.
- Queso mozzarella de búfala.
- Sal y pimienta al gusto.
- Una cucharada de mantequilla.

Preparación:

Mezclar en un volt los huevos con los tomates, el queso y la albahaca, salpimentar al gusto, una sartén antiadherente derretir la mantequilla y agregar la omelette, hasta que dore por ambos lados, una vez que haya dorado por ambos lados cortar a manera de pizza y a disfrutar.

Crocantes de piel de pollo con kétchup jeto
Ingredientes:
- Dos latas de puré de tomate.
- Media cebolla bien cortadita.
- Dos cucharadas de stevia.
- Dos cucharadas de salsa de soya.
- Tres cucharadas de mostaza de Dijon.
- Sal y pimienta.
- Aceite de coco.
- 80 gramos de piel de pollo.

Preparación:

Para la kétchup solo debes sofreír las cebollas en mantequilla, luego agrega el puré de tomate la stevia, la sal, la salsa de soya y la mostaza, dejar reducir a la mitad o hasta que esté bien espesa puedes usar como opcional polvo de psyllium.

Por su parte salpimentar la piel del pollo previamente bien lavadita y freír en abundante aceite hasta que este como una galletita, servir como snack y untar con salsa de tomate.

Postres

Pastelitos de chocolate
Ingredientes:
- 60 gramos de chocolate negro 70% cacao troceado.
- 60 gramos de mantequilla.
- unas gotas de vainilla.

- 3 huevos.

Preparación:

En primer lugar debes engrasa los ramequines luego derrite el chocolate, junto a la vainilla y la mantequilla en baño de maría, debes ir mezclando de manera suave hasta conseguir una mezcla uniforme y homogénea, aparte debes batir los tres huevos con un batidor de mano hasta quedar esponjosos, mézclalos con el chocolate derretido de manera envolvente hasta que estén bien integrados, deposita la mezcla en los ramequines y dejarlos en el horno durante 7 minutos aproximadamente con el horno precalentado a 175°C.

Cheese cake jeto

Ingredientes:

- 50 gramos de mantequilla.
- 300 gramos de harina de almendra.
- Media cucharadita de vainilla.
- 2 cucharadas de eritritol.

Para la crema:

- 650 gramos de queso crema.
- 130 ml de crema fresca.
- 2 huevos.
- Media cucharadita de vainilla.
- 1 yema de huevo.

Preparación:

Derrite la mantequilla y en un volt mézclalos con de la harina de almendras, la gotas de vainilla, y el eritritol, una vez hayas creado bien la masa debes expandirla en un molde engrasado con mantequilla y hornea durante 10 minutos. Luego dejar reposar durante 10 minutos mientras preparas la crema.

Con una batidora debes mezclar el queso crema, la

crema de leche y los huevos enteros, luego agregas las gotas de vainilla, y si deseas puedes agregar cucharada de ralladura de limón de forma opcional y edulcorante ahora vas a agregar toda la mezcla sobre la corteza y otra vez todo al horno durante 15 minutos precalentado a 175°C, después de los 15 minutos bajar el fuego a 110°C y deja hornear durante 50 minutos.

Fresas con crema jeto

Ingredientes:

Una taza de harina de almendra.

¼ de taza de endulzante.

¼ de psyllium.

¼ de taza de crema agria.

3 huevos.

5 cucharadas de mantequilla.

1 ½ cucharada de mantequilla.

Media cucharadita de polvo para hornear.

Fresas con crema.

Una taza de queso crema.

¼ de taza de crema agria.

Una cucharadita de vainilla.

15 gotas de stevia liquida.

6 fresas troceaditas.

Preparación:

Para los primeros ingredientes debes mezclar todos los ingredientes secos, aparte luego mezclaras todos los ingredientes líquidos con la batidora de mano, y finalmente mezcla todos los ingredientes procurando una mezcla consistente, coloca en una bandeja para hornear y lo introduces al horno a unos 190°C durante 15 minutos.

Para las fresas con crema batir muy bien la crema agria con el queso crema, la vainilla y la stevia hasta que esté consistente, finalmente agregas las fresas y lo incorporas todos bien, lo vas a añadir sobre el bizcocho bien sea en medio de dos tapas (recomendable) o enrollar.

medio de dos tapas (recomendable) o enrollar.

CAPÍTULO 9

AYUNO INTERMITENTE

Estamos en una generación de gente muy consciente y esa gente consciente son los que están logrando superar las barreras que habían respecto a temas muy complicados, me refiero a asuntos como la salud, la estética y desde luego la salud mental y emocional, la evidencia de lo que estoy diciendo es que frente a ti esté en este momento "Dieta cetogénica para principiantes".

Sin embargo, hay aliados que pueden estar de tu lado a la hora de seguir un régimen de dieta cetogénica, y los aliados de los que te hablo son por ejemplo el ayuno intermitente.

Este capítulo quiero abarcar de manera bien detallada qué es el ayuno intermitente y cuáles son los beneficios que encontrarás al poner en práctica sus principios aliado a la dieta cetogénica.

¿Por qué el ayuno intermitente?

Hay sin duda alguna otros métodos que pueden ser

aplicados para complementar los efectos de este régimen de alimentación, por ejemplo, aplicar algunas rutinas de ejercicios bien sea anaeróbicos o de fuerza, pero sin duda en términos de solo alimentación, para encontrar la efectividad esperada a través de la dieta cetogénica no hay algo más efectivo que el ayuno intermitente.

¿Qué es el ayuno intermitente?

Ante todo, vamos a despejar dudas, sé que no es difícil hacerse una idea sobre lo que trata el ayuno intermitente, sin embargo, veamos de manera detallada. Un ayuno se trata evidentemente de la restricción de alimentos, en algunos casos incluso se suprime el consumo de agua por periodos determinados, tal es el caso de la práctica anual de la tradición musulmana conocida como el Ramadán, en el que practicantes de esta religión durante una cantidad de días específicos del año llevan a cabo este modelo alimenticio desde la salida del sol hasta la noche.

Sin embargo, en el modelo que estoy mencionando en este momento, no se trata de eliminar de manera discriminada algunas comidas o todas durante un tiempo, sino que maneja un método especifico muy detallado que, de acuerdo con estudios científicos muy serios, pueden marcar un cambio positivo muy importante para tu salud, y para la pérdida de peso.

Es que de hecho se han desarrollado algunos estudios a los mismos practicantes del Ramadán Islámico, dichos estudios han arrojado una mejora significativa en muchos ámbitos de la salud en los individuos objetos de la investigación.

Entonces el ayuno intermitente no es otra cosa que un modelo de alimentación en el cual vas a cohibirte de alimentos durante periodos que están determinados por los distintos modelos que se han desarrollado para llevarlo a cabo.

Vamos a ver las claves principales para llevar a cabo el ayuno intermitente, es decir la manera en que están organizados los distintos modelos o formas de llevar acabo la dieta intermitente.

Clave # 1: Ayuno intermitente 16/8

Este es el modelo más practicado del ayuno intermitente y de hecho es el más recomendable a la hora de usarlo como complemento para la dieta cetogénica, se trata de 16 horas del día sin comer, mientras que durante las ingesta que vayas a realizar ese día de acuerdo con tu plan cetogénico lo debes llevar a cabo solo en el marco de las próximas 8 horas.

Clave # 2: Ayuno intermitente 12/12

El principio es exactamente igual al anterior, con la salvedad que está dividido el día en dos, es decir solo doce horas de ayuno y doce horas en las que vas a comer lo que se haya determinado para ese día de acuerdo con tu régimen cetogénico.

Clave # 3: Ayuno intermitente 5/2

Este es menos común que los anteriores, pero no deja de ser usado, en este caso las personas que lo practican llevan su alimentación de manera normal durante 5 días de la semana y luego se abstienen de alimento durante dos días seguidos. En realidad, este modelo es poco utilizado por lo complejo o frustrante que puede resultar para algunos completar dos días enteros sin comer.

Estos tres son las principales formas de llevar a cabo el ayuno intermitente, sin embargo, no son la única manera existen otros modelos pero que por sus propias características son poco aplicadas salvo en casos de temas muy específicos.

Por ejemplo, cuando trata de asuntos de salud en los que por alguna emergencia necesita los efectos del ayuno de manera apresurada, incluso en algunos casos es utilizado por deportistas esas formas radicales de ayunos como métodos de preparación y acondicionamiento físicos para algunas competencias.

Los beneficios del ayuno intermitente

Seguramente surge la pregunta ¿en qué me beneficia el ayuno intermitente? es importante aclarar cualquier duda en ese sentido y dejar todo lo más claro posible. Lo primero que quiero dejar claro es que el ayuno intermitente es la mejor manera de regular el correcto funcionamiento de los biorritmos, mismos que por la propia naturaleza de la vida que lleva el ser humano moderno pueden estar completamente distorsionados.

Lo anterior no quiere decir, sino que al llevar a cabo de manera adecuada y ayuno intermitente tu cuerpo llevara a cabo sus procesos internos en todos los ámbitos de manera adecuada, me refiero a los procesos relacionados con la digestión, la desintoxicación, los procesos de concentración, aprendizajes y más estarán funcionando de manera ordenada y coordinada, desde los procesos celulares hasta los fisiológicos.

Lo cierto es que al lograr una regulación de tal magnitud en el organismo estarás asegurándote un sinfín de beneficios que de por sí de manera individual encontrarás en el ayuno intermitente, de esos beneficios quiero hablarte en este momento por es haré una breve lista de los resultados más significativos que vas a encontrar tras practicar el ayuno intermitente.

Ideal para perder peso

Efectivamente este es una de las principales razones por la que muchas personas ponen en práctica el ayuno intermitente, está demostrado que tal como acabo de mencionar la regulación de los biorritmos son un medio perfecto para la activación metabólica y favorecer la pérdida de peso.

Recomendado para prevenir la diabetes

Está comprobado que el ayuno intermitente mejora la sensibilidad a la insulina por lo que su práctica es muy recomendable para prevenir enfermedades como la diabetes, pero más aún en aquellos casos en los que ya se encuentra la presencia de la diabetes es útil para minimizar el impacto de sus efectos.

Aporta a la economía

Puede parecer algo frívolo, pero para aquellos que tienen planes claramente establecidos con relación a sus finanzas esto es un plus realmente significativo pues al reducir algunas de las comidas del día estas desde luego minimizando el gasto por concepto de compras de comida.

Existen una infinidad de beneficios adicional que vas a encontrar en la práctica del ayuno intermitente, desde luego existe todo un volumen sobre este tema que puedes adquirir a través de este enlace.

Los beneficios de complementar la dieta cetogénica con el ayuno intermitente

Los beneficios de los que acabo de hablar se tratan de beneficios aislados del ayuno intermitente, sin embargo, en el marco de la dieta cetogénica existe otra serie de beneficio que se hace completamente necesario que te señale en este momento para comprender la razón objetiva por la que es un beneficio enorme practicar la dieta cetogénica junto al ayuno intermitente.

Vamos a ver una serie beneficios muy puntuales que te van a ilustrar de manera clara y muy sencilla en que te beneficia la práctica del ayuno intermitente a la hora de realizar tu dieta jeto.

·   Una de las cosas más resaltantes del ayuno intermitente es la posibilidad que esta ofrece de potenciar el proceso de cetosis en el organismo.

· En consecuencia por lo anterior se incrementa de manera efectiva la perdida de contenido graso en el organismo, me refiero a los excesos de grasa.

· Igualmente la dieta cetogénica genera una potenciación de la autofagia que es uno de los mejores beneficios del ayuno intermitente.

· Generan una mayor protección contra las enfermedades cardiovasculares entre otras.

El ayuno intermitente es una de las herramientas más utilizadas en la modernidad incluso por la ciencia para mantener un mejor estado de salud, además de eso el incremento energético desarrollado por lo que hemos mencionado ya como son los biorritmos. Sin embargo, aunque como he dicho es muy utilizado en los tiempos modernos con estos fines no estoy diciendo de ninguna manera que el ayuno intermitente sea algo moderno.

Al contrario de lo anterior existen muchos registros históricos incluso en libros como la biblia en los que se observa que personajes como el deportado Daniel ayunaba y era incluso considerado muy inteligente.

Existen testimonios interesantes en ese sentido, sin embargo, lo ideal es poder evaluar con mucho detenimiento todo lo que te digo a través de una lectura interesante que puedes encontrar en Amazon: "ayuno intermitente para principiantes".

CONCLUSIÓN

Hemos hecho un interesante paseo por uno de los temas que puede marcar la diferencia entre la vida y la muerte, sí, aunque suene algo radical, situaciones verdaderamente complejas de salud han puesto en peligro la vida de muchas personas, razón que los ha llevado a buscar alternativas para darle un cambio a la vida.

Han existidos disputas históricas sobre temas como la diabetes o la inclinación a la obesidad, unos aseguran que es realmente algo genético, mientras que otros parten de la idea que todo es producto de hábitos adquirido por el entorno.

No intento abrir un debate en ese sentido, solo quiero ser concluyente en algo. Las evidencias demuestran que aquellos que de manera organizada y disciplinada llevan a cabo un régimen de dieta cetogénica han logrado dar un cambio significativo a los temas de salud en su cuerpo.

Muchas personas que durante muchos años han estado luchando con dietas y más dietas para perder peso solo se ven enfrentados normalmente a estados de frustración y desanimo ante el sufrimiento que representa el esfuerzo a veces hasta sobre humano exponiéndose a regímenes cuya efectividad resulta en muchos casos nulas, en otros casos los efectos rebotes vuelven de manera más atroz.

Lo cierto de todo es que eso en realidad es cosa del pasado, "Dieta cetogénica para principiante" más que un libro de aquellos que puedes utilizar para engordar tu biblioteca es una guía práctica es la manera más efectiva de hacer algo que según algunos resulta difícil, sumamente sencillo.

Es mucho lo que se ha dicho sobre dieta cetogénica, y es verdad que su difusión por la cantidad de personas de renombre lo han llevado a cabo ha despertado el interés por este modelo de alimentación, mitos y cantidades han surgido en torno a este tema, pero aquí han quedado despejados.

Principalmente te he demostrado que es realmente sencillo, accesible y para nada complicado, pues tienes en tus manos un plan fácil que con solo un poco de disciplina y determinación puedes ejecutar y esto es para nada difícil.

¿Quieres dar el cambio a tu salud o seguirás siendo un espectador?

Tienes todo completamente claro.

¿Qué es lo que falta para iniciar? Desde el primer capítulo el esfuerzo estuvo enfocado en enseñarte todo lo relacionado con la dieta cetogénica, te mostré los beneficios a nivel mental, físico, etc.

La metodología ha sido exageradamente fácil sin perder la esencia de lo que he querido dejar completamente claro, por eso más allá de la información que puedes encontrar pululando por ahí puse en tus manos las estrategias prácticas y correctas para iniciar.

Solo poner en práctica pasos tan simples y a la vez tan

importantes y determinantes como chequear tu despensa, como librarte de la cantidad de alimentos que generan tentación pero que dejarlos allí solo pueden generar procrastinación en tus proyecto tanto de perder peso como mejorar la salud.

Insisto solo se trata de activarte de hacerlo de llevarlo a cabo sin mirar los posibles obstáculos, si sigues al pie de la letra por ejemplo no tendrás dudas ni el peligro de cometer algunos errores como incluir en tu preparación algún plato con ingredientes que estén fuera de los permitidos en este modelo de alimentación. Cuentas con una lista extensa y bien detallada de esos alimentos que puedes y en algunos casos incluso "debes" utilizar.

Es que la salud está necesariamente ligada a lo que se come, por lo que, si tu intención es ver mejoras en algún tipo de patología que estés padeciendo o sencillamente perder peso, te entregue todo un capítulo con detalles de los alimentos y los aportes que estos te entregan, la manera en que te pueden ayudar y la forma correcta de utilizarlos.

Como si fuera poco tienes un paso a paso de todo lo que debes hacer semana tras semana para con lista de compra incluida, los menús de cada día y 101 recetas que van a ampliar tu posibilidad de disfrutar de un extenso menú que cambiará tu manera de relacionarte con la dieta cetogénica.

No hace falta nada, todo lo que necesitas para iniciar un régimen jeto en tu vida lo acabas de leer, ¿Qué necesitas ahora? El deseo de cambiar tu vida y disfrutar de largos años llenos de energía y salud, "Dieta cetogénica para principiantes" es el camino a tu nueva vida.